# 林佳明经方实践录
## （第2辑）

林佳明　林利城　著

河南科学技术出版社

· 郑 州 ·

图书在版编目（CIP）数据

林佳明经方实践录. 第2辑 / 林佳明, 林利城著.
郑州 : 河南科学技术出版社, 2025. 2. -- ISBN 978-7-
5725-1752-5

Ⅰ. R289.2

中国国家版本馆CIP数据核字第2024BH3533号

出版发行：河南科学技术出版社
　　　　　地址：郑州市郑东新区祥盛街27号　　邮编：450016
　　　　　电话：（0371）65737028　　　65788613
　　　　　网址：www.hnstp.cn
出 版 人：乔　辉
责任编辑：任燕利
责任校对：李　军
封面设计：中文天地
责任印制：徐海东
印　　刷：河南文华印务有限公司
经　　销：全国新华书店
开　　本：890 mm × 1 240 mm　1/32　印张：8　字数：180千字
版　　次：2025年2月第1版　　2025年2月第1次印刷
定　　价：49.00元

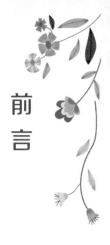

# 前言

"经方实践录"者，余与利城临床实践之记录也。余与利城，日积月累，潜心研习仲景之《伤寒论》与《金匮要略》，并以临床所见，渐次修正与完善对经方医学体系之认知。

然此书之所成，非仅一己之心得体会，实因深感经方医学，乃源自实证，历经千年风雨，屹立不倒，信而有证，合乎科学。吾等心怀责任，必当传承与弘扬其学，以续仲景之遗泽。

今之中医，虽有不少经验丰富者，然常自叹疗效不尽如人意。欲学经方，亦深感六经辨证之法繁复难解，若行走于雾海云端，迷失于其中。是以，本书之初心，不求华丽辞章，亦不欲空泛言辞，唯愿以一字一句，悉心传达余等临床中所积累之宝贵经验。

中医学之要，归结于"辨证论治"四字。此书正是集理、法、方、药之精华，践行辨证论治、随证施治之则。证有变化，药随之更；方随证变，药随方调。此种变化，正体现了经方之"知常达变"，并能洞察同病异治、异病同治之理。如此运用，方可精准辨证，灵活施治，无论急病慢症，皆能获得显著疗效，正所谓"医者，意也"。

本书主以经方大师胡希恕先生之方证辨证学术思想为脉络，辅以丰富的临床案例，力求透彻阐释《伤寒论》六经方证之理论精髓。然所言，不止是胡先生之学，更融入了吾辈于临床中不断摸索、体悟、创新之经验与感悟，且力图展现经方灵活应用之思路。

此书之意，乃期冀读者能够掌握六经方证之推演方法，培养辨证施治之能力，学一方、用一类，能够举一反三、触类旁通，从而自得其效。全书条理清晰，病例丰富，适合经方爱好者、中医学子及临床医者研读。

此书之作，既是心血之结晶，亦盼能为同道提供一方参考之资，与同道携手推动中医经方之传承与创新。

林佳明　林利城

2024 年 12 月

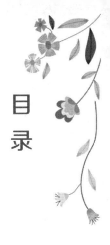

# 目录

## 第二章　心系病证 / 040

## 第三章　脑系病证 / 068

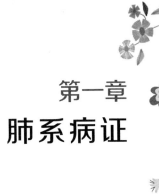

# 第一章
# 肺系病证

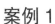
## 案例 1

# 鼻炎 3 年，中医治疗有效果——
# 简谈目前儿童反复鼻炎的原因

患儿，男，7 岁，因"鼻塞流涕 3 年"于 2023 年 1 月 21 日来诊。

患儿家属代诉 3 年前出现鼻塞流涕，在当地诊断为鼻炎，经过治疗后好转，但是反复发作。刻诊：鼻塞流涕，无咳嗽，汗出，纳差，打呼噜，大便正常，能入睡。舌淡润、水滑，苔白腻，脉沉细。

**六经辨证：**太阳太阴合病夹水饮、食积。

**拟方：**小青龙汤、保和丸加减。

**方药：**桂枝 10g，焯苦杏仁 6g，白芍 8g，细辛 3g，干姜 6g，姜半夏 10g，茯苓 15g，白术 10g，陈皮 6g，麦芽 10g，建曲 10g，炙甘草 6g。5 剂，日 1 剂，水煎服。

\* \* \*

**二诊（1 月 26 日）** 上症有好转，鼻塞减轻。舌淡，苔白腻、中裂，脉沉细。守上方加竹茹 6g。5 剂，日 1 剂，水煎服。

\* \* \*

**三诊（2 月 1 日）** 鼻塞明显好转，口臭，呼噜减。舌淡，苔白腻、中裂，脉沉细。守上方加连翘 8g、鸡内金 10g。5 剂，日 1 剂，水煎服。

\* \* \*

**四诊（2 月 6 日）** 症状减轻。舌淡，苔白腻，脉沉细。守三诊方 5 剂，日 1 剂，水煎服。

\* \* \*

**五诊（2 月 11 日）** 鼻塞流涕明显好转，几乎不打呼噜，口臭减，无汗出，二便调，舌淡，苔白，脉沉细。

**六经辨证：**少阴太阴合病夹水饮。

**拟方：**虚化小青龙汤加减。

**方药：**麻黄 3g，桂枝 10g，细辛 3g，干姜 6g，姜半夏 10g，白芍 8g，燀苦杏仁 6g，茯苓 15g，白术 10g，陈皮 6g，蒸附片 6g（先煎 30 分钟），大枣 6g，炙甘草 6g。5 剂，日 1 剂，水煎服。

2 月 16 日随访，上症已。

【按语】患儿鼻塞流涕，汗出，辨证为太阳病；纳差，打呼噜，舌淡润、水滑，苔白腻，脉沉细，辨证为太阴病夹水饮、食积。整体辨证为太阳太阴合病夹水饮、食积。故选方为小青龙汤合保和丸加减，小青龙汤治疗外邪里饮，但是因为患儿有汗出，故易麻黄为苦杏仁，防止发汗太多，取其肃降肺气之功，且杏仁可以通便，保持肠道的通畅。无咳嗽，故不用五味子敛肺。保和丸中去山楂，改为麦芽，一是因为麦芽消食积的同时可以健中焦脾胃，且药性更为平和；二是因为山楂比较酸，而麦芽味道淡，小孩子更容易接受。从症状、舌象上看，没有明显的郁热，故去掉连翘，加入白术、茯苓，可以健脾利水饮。保和丸中加入白术名"大安丸"(《丹溪心法》)，功能消食健脾。

二诊时患儿症状好转，仍有鼻塞流涕，仍舌淡，苔白腻、中裂，脉沉细。在守一诊方的基础上加入竹茹化痰湿，有温胆汤的含义。

三诊时患儿鼻塞明显好转，呼噜减少，出现了口臭，说明有食积化热了，故守二诊方加连翘清热散结，加鸡内金增强健胃消食之功。

四诊守三诊方治疗。

五诊时患儿鼻塞流涕明显好转，无汗，几乎不打呼噜，考虑表不解；口臭减，舌淡，苔白，脉沉细，说明仍有太阴水饮，辨证为少阴太阴合病夹水饮。选方为虚化小青龙汤，在小青龙汤的基础上加附子温阳化饮，实际上也有四逆汤的含义；加茯苓可以成为小半夏加茯苓汤，另辟蹊径，淡渗利湿，使浸渍于心胸脾胃间的水饮从小便去，协助麻黄细辛开玄府发汗，上下分消。且白术、茯苓二者合用可以健运中焦脾胃，脾胃强则气血得生、水饮得利。这里为什么用麻黄呢？一是和杏仁同用，增强宣肺之功；二是可以增强发汗解表之功，进一步解除表证。

小青龙汤组成：麻黄（去节）、芍药、细辛、干姜、甘草（炙）、桂枝（去皮）各三两，五味子半升，半夏半升（洗）。上八味，以水一斗，先煮麻黄，减二升，去上沫，内诸药，煮取三升，去滓，温服一升。若渴，去半夏，加栝楼根三两；若微利，去麻黄，加荛花，如一鸡子，熬令赤色；若噎者，去麻黄，加附子一枚，炮；若小便不利，少腹满者，去麻黄，加茯苓四两；若喘，去麻黄，加杏仁半升，去皮尖。

《伤寒论》《金匮要略》有以下论述：

1．"伤寒表不解，心下有水气，干呕，发热而咳，或渴，或利，或噎，或小便不利、少腹满，或喘者，小青龙汤主之。"

2．"病溢饮者，当发其汗，大青龙汤主之，小青龙汤亦主之。"

3．"咳逆倚息，不得卧，小青龙汤主之。"

4．"妇人吐涎沫，医反下之，心下即痞，当先治其吐涎沫，小青龙汤主之。涎沫止，乃治痞，泻心汤主之。"

5．"肺胀，咳而上气，烦躁而喘，脉浮者，心下有水，小青龙加石膏汤主之。"

以上五条，第一条为《伤寒论》太阳篇小青龙汤证之提纲，其余四条为《金匮要略》治内伤杂病之变法。

李可老先生认为小青龙汤主证是"咳喘"二字，病在肺脏，日久由肺及肾。其病机为"本气先虚，外寒内饮"，治疗大法为解表利饮。例如，在临床中看到第一个苗头"微利"，便去麻黄，因为由大便稀溏可知病邪入里伤及太阴本脏，不可更发其阳。看到第二个苗头"渴"，便知津液已伤，有转化为阳明病之险，故去半夏，以免重伤津液，而加栝楼根（即天花粉）三两以止渴生津，阻断"太阳热化入阳明"之变。第三条，"若噎者，去麻黄，加炮附子一枚"，这是一个非比寻常的大苗头。有两种解释，一是食物下咽有气阻隔感，非食管病变的假性噎膈症；二是"呃逆"频作，古云"久病见呃逆者危"。少阴元气，本应下守丹田，今见丹田之气上奔作呃，少阴根气不能下守，将有亡阳厥脱之变，故去麻黄，加附子急温里寒。此条，医圣揭示了一条大原则：表证、里证同时存在时，若里证急，危及生命，则"急当救里"。伤寒全书，每一法、每一方的字里行间都寓有这样的深义，不可等闲视之，这也是六经辨证的精髓。中医治病当以识病机、抓"苗头"、顾护脾肾元气为第一要义！

很多患鼻炎、腺样体肥大、扁桃体肿大的孩子，我用中医治疗都取得了比较好的效果。

李可老先生提出鼻炎痼疾从肾论治，确实是不易之理。

由于服用过多的苦寒药物，中土虚寒，加之外邪合并里饮，治疗过程有时特别长。

在诊疗中我发现现在的小孩子身体素质不容乐观，幼儿园和小学里有很多消化不良，极易感冒、发热、上火的孩子，有一部分孩子，只要有流行性感冒或者其他流行性疾病，都逃脱不了。经过与患儿家属的交流和一些调查，我总结造成这个现象的原因不外乎以下几个方面：

1. 饮食过于精细，忽略了粗纤维的摄入。

2. 城市的水泥路面和高楼大厦阻碍了孩子接触土气的机会。脾胃属土，离开了土，脾胃怎能安稳？

3. 某些不负责任的医生，随意给小孩子使用寒凉的抗生素，经常将输液作为治疗手段。

4. 父母成了医生，逛药店如逛超市，随意给孩子购买健胃、清火、消炎药品，一旦孩子出现一些症状，立即就用上了，久而久之，孩子的脾胃受到极大的损伤，有些孩子延续到高中甚至终身。

总结：①无论多久的鼻炎，是过敏性鼻炎还是慢性鼻炎，都需要注意表证的问题，表分阴阳，要注意是表阳证还是表阴证。②辨证出外邪里饮后，还需要进一步辨方证，治疗外邪里饮的方子很多，如小青龙汤、射干麻黄汤、厚朴麻黄汤、五苓散、苓桂术甘汤、苓桂枣甘汤、桂枝去桂加茯苓白术汤、真武汤等。

—— 案例 2 ——

# 治疗一例重症支原体肺炎感染案

患儿，女，10 岁，因"发热、咳嗽 2 天"于 2023 年 10 月 28 日来诊。

患儿家属代诉 2 天前放学回来后出现发热，未测量体温，咳嗽、咳痰，无鼻塞流涕，无纳差，次日仍去学校。今日晨起后发现其精神差，呼吸困难，遂至医院就诊，体温 39.5℃。胸部 CT 示：两侧肺炎并部分实变，左肺下叶不张，结合临床，符合肺炎支原体感染表现；两肺部分间质改变；两侧胸腔少量积液；左肺下叶支气管分泌物堵塞。经对症治疗后已退热。刻诊：仍咳嗽、痰多，痰质黏稠，不易咳出，气喘，气促，乏力，无鼻塞流涕，无呕吐，纳少，咽痛，咽干，口苦。舌红、水滑，苔中后腻浊，脉有力。

**六经辨证：**少阳阳明太阴合病夹痰湿、水饮。

**拟方：**柴胡达原饮合三仁汤、温胆汤加减。

**方药：**北柴胡 10g，黄芩 5g，赤芍 6g，草果 10g，槟榔

10g，姜厚朴 6g，燀苦杏仁 6g，白豆蔻 6g，薏苡仁 10g，滑石粉 10g（布包），蝉蜕 6g，炒僵蚕 6g，姜半夏 6g，淡竹叶 6g，陈皮 10g，枳壳 6g，竹茹 6g，茯苓 10g。2 剂，日 1 剂，水煎服。

\* \* \*

**二诊（11 月 2 日）** 咳嗽已经明显减轻，但是自觉有痰卡在咽喉部位，不喘，无气促，大小便正常。舌淡润、水滑，苔腻，脉有力。

**六经辨证：**太阴病。

**拟方：**半夏厚朴汤加减。

**方药：**姜半夏 10g，厚朴 10g，茯苓 15g，苏梗 6g，苏子 6g，陈皮 10g，生姜 6g，炙枇杷叶 10g，炙紫菀 10g，款冬花 10g。3 剂，日 1 剂，水煎服。

\* \* \*

**三诊（11 月 7 日）** 复查肺部 CT，与 10 月 28 日片子对比，两肺病灶较前减少，实变范围较前缩小，左肺下叶较前复张；两侧胸腔积液已吸收；左肺下叶支气管显示清晰，内腔通畅。刻诊：几乎不咳了，也没觉得有痰，容易出汗，手脚一直冰凉。舌红，少苔，脉沉细。

**六经辨证：**太阴病。

**拟方：**参苓白术散、资生汤加减。

**方药：**太子参 10g，白术 8g，白扁豆 10g，陈皮 10g，山药 15g，炙甘草 6g，茯苓 10g，薏苡仁 10g，鸡内金 10g。3 剂，日 1 剂，水煎服。

后随访患儿母亲，诉患儿上症已愈。

**【按语】**一诊时患儿咳嗽、痰多，痰质黏稠，气喘，气促，乏力，舌水滑，苔中后腻浊，考虑为太阴病夹痰湿、水饮；痰黏稠，舌红，脉有力，考虑为阳明病；纳少，口苦，咽痛，咽干，考虑为少阳证。证属少阳阳明太阴合病夹痰湿、水饮。患儿咳嗽，无明显恶寒，从其症状来看，咳嗽、痰多，痰质黏稠，气喘，气促，纳少，咽痛，咽干，口苦，舌红、水滑，苔中后腻浊，脉有力，更应该考虑温病，湿热弥漫于三焦。故选方为柴胡达原饮合三仁汤、温胆汤，加入疏风散热止痉的蝉蜕、僵蚕，有升降散的含义。

二诊时患儿症状改善，从舌象看，痰浊、湿热已化。咳嗽有痰，舌淡润、水滑，苔腻，考虑太阴病。因为患儿诉自觉有东西卡在发声音的地方，其实就是咽部有异物感，故选用半夏厚朴汤加减来温化痰湿。苏子、苏梗同用，一是增强化痰之力，二是苏子可以通大便。紫菀、款冬花除润肺止咳化痰外，也可通便。加陈皮理气健脾化痰，有二陈汤的含义。枇杷叶可以宣肺止咳，配伍枇杷叶运用到了升降的思路。

三诊时患儿已无咳嗽、咳痰，手脚一直冰冰的，舌红，少苔，脉沉细。考虑湿热已退，中焦虚弱，脾阴虚，水饮内停。因此选用参苓白术散合资生汤加减来健脾化湿，调整患儿体质。

这是一例重症支原体肺炎感染治疗的过程，从舌象改变可以看出症状改善，在整个过程中，运用了温病、伤寒、经方、时方的思路，整个过程变化很快。这段时间，我看了很多肺炎支原体导致的咳嗽、气喘病例，特别是一些小孩子，采用经方治疗取得了特别好的效果。

---

## 案例 3

# 中医治疗急性病，往往有覆杯而愈的效果

患者，男，40岁，因"咽痛、咽干3天"于2022年1月3日来诊。

患者诉3天前受凉后出现咽痛、咽干，发热，发热时浑身酸痛，流清涕，怕风、怕冷，无汗，口鼻干，大便干，服用西药治疗后热退汗出，但反复发作。刻诊：咽痛，咽干，体温38℃，浑身酸痛，鼻流清涕，口鼻干。舌胖大、水滑、边有齿痕，脉沉细。

**六经辨证：**三阳合病夹饮。

**拟方：**葛根汤、小柴胡汤加减。

**方药：**葛根60g，麻黄6g，桂枝10g，白芍10g，大枣10g，炙甘草10g，石膏90g，柴胡25g，黄芩15g，桔梗10g，干姜10g，细辛6g，姜半夏15g，生姜10g。1剂，水煎服，分3次服用。

当晚服药一次体温就降下来了。继续服完，诸症悉除。

【**按语**】中医治疗急性病，如辨证准确，往往有覆杯而愈的效果。患者发热，无汗，浑身酸痛，怕风、怕冷，考虑表不解，为太阳病，选用葛根汤发汗解肌。口鼻干，咽干，大便干，考虑为少阳阳明病，用小柴胡汤加石膏、桔梗。

一般来说，辨证到这里就应该可以了，但是患者舌胖大、水滑、边有齿痕，脉沉细，明显有里饮，这个是明确的。

这类患者一般热退后就会出现咳嗽、咳痰，西医予抗生素、抗病毒治疗，解决不了"饮"的问题。水饮上逆而为咳，或喘，很多患者都是这样，热退而咳，所以本例中加了干姜、细辛、半夏温化水饮，疗效也是明确的。

葛根汤出自《伤寒论》第31条："太阳病，项背强几几，无汗恶风，葛根汤主之。"

葛根汤组成：葛根四两，麻黄三两（去节），桂枝二两（去皮），生姜三两（切），甘草二两（炙），芍药二两，大枣十二枚（擘）。上七味，以水一斗，先煮麻黄、葛根，减二升，去白沫，内诸药，煮取三升，去滓，温服一升，覆取微似汗，余如桂枝法将息及禁忌。诸汤皆仿此。

葛根汤发汗解表，生津、舒筋，由桂枝汤加葛根、麻黄组成。方中葛根味甘、辛，性微凉，可升发脾胃清阳与津液，濡润筋脉，缓解痉挛，故为君药；麻黄、桂枝、生姜辛温发汗解表，开发腠理，驱除外邪；芍药与麻黄、桂枝相配，既能调和营卫，又能收敛营阴，以防发散太过，同时芍药与甘草、大枣、葛根相配，可酸甘化阴，濡养经筋；大枣、炙甘草补益中焦，顾胃气而滋化源，调和诸药。本方祛邪与扶正并举，发汗解表，又无过汗伤津之虞。

## 案例 4

# 纯中医治疗一例喘证，覆杯而愈

患者，男，73岁，因"气喘1个月"于2022年2月6日来诊。

患者诉1个月前出现气喘，咳嗽，无夜间阵发性呼吸困难，在我院治疗后，症状好转，反复发作。刻诊：仍气喘，夜间为甚，不咳嗽，无痰，无发热，无鼻塞流涕，无打喷嚏，口干不欲饮，口不苦，纳可，大便正常，睡眠欠佳。舌胖大、质暗，苔黄，唇暗。脉象：右关弦，左沉细。

**六经辨证：**太阴病夹饮夹瘀。

**拟方：**苓桂术甘汤合桂枝茯苓丸加减。

**方药：**茯苓30g，桂枝15g，苍术20g，炙甘草10g，薏苡仁45g，苦杏仁10g，丹皮10g，桃仁10g，赤芍15g。3剂，日1剂，水煎服。

\* \* \*

**二诊（2月10日）**气喘减轻，无咳嗽，无口干，能入睡。

舌胖大、水滑，苔黄腻浊，脉沉细。

**六经辨证：**太阴病夹饮。

**拟方：**虚化小青龙汤合三子养亲汤加茯苓、白术。

**方药：**炒附片 15g（先煎 1 小时），干姜 15g，炙甘草 10g，桂枝 10g，燀苦杏仁 10g，姜半夏 20g，细辛 9g，赤芍 15g，茯苓 30g，白术 20g，五味子 10g，苏子 10g，炒莱菔子 15g。7 剂，日 1 剂，水煎服。

1 个月后电话随访患者，诉服药后症状未再发作。


**【按语】**一诊拟方：苓桂术甘汤合桂枝茯苓丸加薏苡仁、杏仁。患者主要症状为气喘、口干不欲饮、睡眠欠佳。首先，我们需要分析气喘的成因。患者舌胖大，右关弦，口干不欲饮，这些表现都提示中焦脾胃气机失常，导致脾胃升清降浊功能失常，影响肺的宣降功能。其次，患者气喘夜间为甚，兼见胖大舌，左脉沉细，提示阳气不足。夜间阳气随大自然内收，机体正气更无力抗邪，邪盛正虚，故夜间喘更甚。

综上，在六经辨证体系中，该患者属太阴病。方选苓桂术甘汤合桂枝茯苓丸。患者唇暗，苔黄，口干不欲饮，脉弦，这些都是水饮日久化瘀之象，故合桂枝茯苓丸。这里桂枝的用意并不是解表，患者中阳不足，水气上逆，桂枝可以平冲降逆，这是抓住了苓桂术甘汤的主证"心下逆满，气上冲胸"。方中桂枝温通阳气、平冲降逆；茯苓、苍术、炙甘草利水、补中、除湿；又辅以薏苡仁健脾、杏仁平喘，一升一降，使身体的气机升降得以恢复。桂枝茯苓丸在临床中运用广泛，不仅能用于妇人癥瘕病，还能用于瘀血引起的各种疾病，方中桃仁、丹皮化瘀；赤芍养血和血；桂枝温通血脉，更助化瘀；血不利则为水，故用茯苓利水。另外，"少腹急结"也是使用桂枝茯苓丸的一大特征，此类患者腹诊的时候往往脐周有压痛，有抵触感，也有可能摸到条索状物，这些都是瘀血的表现，是有形的病理产物。此处需要注意的是，桂枝茯苓丸方证绝对不仅限于少腹病症。桂枝茯苓丸可称得上是活血第一方。

二诊时患者症状减轻，说明拟方有效。又考虑患者脉沉细，舌胖大、水滑，故六经辨证为太阴病夹饮。同时患者除了苔黄腻浊，并无其他明显热象，表明苔黄为水饮郁而化热所致。我们医者在辨证时不能只看到表面的现象，要透过现象看本质。这里的"标"是两诊都见到的舌苔黄，"本"是中焦脾胃运化的失常，导致水湿、痰饮积聚化热，故我们治疗的是患者的中焦，而不是盲目地清热。现患者正气不足，阳气虚，若单用小青龙汤会耗伤正气，故加四逆汤温阳固本，形成了虚化小青龙汤。患者病情有所好转，但仍见气喘，故予三子养亲汤加茯苓、白术以助降肺气，健脾利水。

总结：患者初诊时睡眠欠佳，二诊时已经能够入睡。两次都没用到安神的药，而是随症治之，当身体的气机能够运转起来，阴阳达到相对平衡的状态，能阳入于阴，自然就能够入睡。

《伤寒论》第67条："伤寒若吐若下后，心下逆满，气上冲胸，起则头眩，脉沉紧，发汗则动经，身为振振摇者，茯苓桂枝白术甘草汤主之。"

《伤寒论》第 40 条:"伤寒表不解,心下有水气,干呕,发热而咳,或渴,或利,或噎,或小便不利、少腹满,或喘者,小青龙汤主之。"

小青龙汤和苓桂术甘汤虽然都为治疗太阳太阴合病的方,但又不尽相同,临床运用时应加以辨证。我们应先辨六经,再辨方证,这需要我们了解每首方背后的病机。

## 案例 5

# 干咳并非燥邪引起——小青龙汤治疗咳嗽案

患者，男，81岁，因"咳嗽2年"于2022年12月30日来诊。

患者诉2年前出现咽喉痒，干咳，在当地多次治疗，服用药物及住院治疗后症状改善不明显。刻诊：干咳，咽喉痒甚则咳，无口干、口苦，纳可，能入睡，无头晕、头痛，大便正常，夜尿3次，手脚冰冷。水滑舌，苔白腻，脉沉细。

**六经辨证：**少阴太阴合病，外邪里饮，水饮上逆，肺气不降。

**拟方：**虚化小青龙汤加减。

**方药：**炒附片15g，桂枝15g，燀苦杏仁6g，干姜10g，细辛6g，五味子15g，姜半夏15g，白芍12g，蝉蜕6g，炒僵蚕10g，防风10g，桔梗12g，茯苓20g，炙甘草10g。4剂，日

1剂，水煎服。

**二诊（2023 年 1 月 4 日）** 咳嗽明显减轻，咽喉痒减轻，夜尿次数减少。舌淡，苔白，脉沉细。守上方加苏子 10g、白术 15g。3 剂，日 1 剂，水煎服。

* * *

**三诊（1 月 7 日）** 咳嗽已，咽喉不痒，已经无夜尿，觉口黏。舌苔腻，脉沉细。

**六经辨证：** 太阴病夹水饮、痰湿。

**拟方：** 香砂六君子合二陈汤。

**方药：** 木香 10g，砂仁 15g（后下），党参 20g，茯苓 30g，白术 20g，姜半夏 20g，陈皮 15g，山药 30g，薏苡仁 45g。3 剂，日 1 剂，水煎服。

后随访，患者上症已愈。

【按语】患者干咳、手脚冰冷、脉沉细，考虑为太阴病。夜尿 3 次，水滑舌，苔白腻，脉沉细，表明体内有水饮。咽喉痒，痒甚则咳，考虑与风邪有关，从经方角度可以考虑有表证存在。我在临床遇到这类患者，用喉科六味汤加减，取得了很不错的效果，如防风、羌活、薄荷、射干、牛蒡子、僵蚕、蝉蜕等，同时我也多合芍药甘草汤。

总体来说，患者表未解，外邪激动里饮，肺失宣降，肺气上逆，故干咳。治宜解表散寒，温化水饮，宣肺止咳，所以我选择虚化小青龙汤为主方。一诊取得明显的效果，后面就是随症而治。

服用4剂后，诸症好转，二诊继续守上方，加苏子、白术，理气、健脾、祛湿。

三诊时症状已不明显，患者只是说有点口黏，此为湿浊不运也，予香砂六君子、二陈汤善后。

另外，我有一个比较深的体会，那就是所谓的干咳、无痰，并不一定都是燥邪引起，有很大一部分反而是因为阳气虚，无力蒸腾气化，津液不能上承而表现为干咳、呛咳，这一点在临床中不可不知。

## 案例 6

# 咽干、咽痛 3 个月，反复运用抗生素不效，中医治疗显神威

患者，女，37 岁，因"咽痛、咽干 3 个月"于 2022 年 4 月 26 日来诊。

患者诉 3 个月前出现发热，经过治疗后症状好转，出现咽痛、咽干，在当地前后输抗生素 1 个月，症状未见缓解。反复治疗，迁延不愈。刻诊：咽痛、咽干，口渴欲饮温水，有痰，怕冷，月经量少，咽喉深处有溃疡、滤泡。舌尖红，苔白厚腻，脉沉细。

**六经辨证**：太阴厥阴合病。

**拟方**：四逆汤、甘草泻心汤、四君子汤、半夏厚朴汤加减。

**方药**：蒸附片 15g（先煎 1 小时），干姜 15g，炙甘草 30g，茯苓 30g，白术 20g，黄连 6g，黄芩 10g，党参 20g，姜半夏 20g，制厚朴 15g，苏梗 10g，生石膏 45g，马勃 15g，玄

参 15g，肉桂 6g。3 剂，日 1 剂，水煎服。

\* \* \*

**二诊（4 月 29 日）** 上症，咽干、咽痛减，怕冷减，咳痰减，咽喉痒，咽喉深处有多处溃疡、滤泡。舌淡，苔白，脉沉细。

**六经辨证：**太阴厥阴合病。

**拟方：**四逆汤、甘草泻心汤、四君子汤、半夏厚朴汤加减。

**方药：**蒸附片 20g（先煎 1.5 小时），干姜 15g，炙甘草 30g，茯苓 30g，白术 20g，黄连 6g，黄芩 10g，党参 20g，姜半夏 20g，制厚朴 15g，苏梗 10g，生石膏 45g，马勃 15g，玄参 15g，肉桂 6g，乌梅 30g，威灵仙 30g，桔梗 10g，僵蚕 10g，蝉蜕 6g。3 剂，日 1 剂，水煎服。

\* \* \*

**三诊（5 月 5 日）** 上症，咽干已经明显减轻，咽痛已，有浓痰，晨起有白鼻涕。舌淡红，苔黄，脉沉细。

**六经辨证：**太阴厥阴合病。

**拟方：**四逆汤、甘草泻心汤、四君子汤、千金苇茎汤加减。

**方药：**蒸附片 30g（先煎 2 小时），干姜 15g，炙甘草 45g，茯苓 30g，白术 20g，黄连 6g，黄芩 10g，党参 20g，姜半夏 20g，制厚朴 15g，苏梗 10g，生石膏 45g，肉桂 6g，乌梅 30g，薏苡仁 45g，芦根 30g，燀桃仁 10g，细辛 6g。3 剂，日 1 剂，水煎服。

\* \* \*

**四诊（5 月 11 日）** 上症，咽喉干燥明显好转，喉中仍有痰，流鼻涕好转。舌淡润、边有齿痕，苔白，脉沉细弱。上方去芦根、燀桃仁、细辛，加陈皮 30g。3 剂，日 1 剂，水煎服。

5 月 18 日，上症基本消失，停药。

**【按语】**患者反复输液，考虑阳气已虚，因口渴欲饮温水，怕冷，有痰，苔白厚腻，脉沉细，考虑里寒明显，水饮内停，辨为太阴病。又因患者咽痛，咽喉深处有溃疡、滤泡，舌尖红等一派热象，考虑水饮郁而化热，有上热下寒表现。故六经辨证为太阴厥阴合病。初诊时，患者里寒明显，用四逆温潜法，炙甘草剂量大于附子、干姜，意在以火生土，土伏火；四君子汤健运中焦，调理脾胃升降气机；合半夏厚朴汤，则可杜绝生痰之源；咽喉溃疡、滤泡，合甘草泻心汤；方中加石膏、马勃、玄参可清热利咽，二、三诊加入肉桂、乌梅可生津止渴，解决咽痛、咽干的问题。

《伤寒论》第 158 条："伤寒中风，医反下之，其人下利日数十行，谷不化，腹中雷鸣，心下痞硬而满，干呕心烦不得安；医见心下痞，谓病不尽，复下之，其痞益甚（此非结热，但以胃中虚，客气上逆，故使硬也），甘草泻心汤主之。"甘草泻心汤常用于上热下寒之口咽部溃疡，疗效很好。

二诊时，上症减轻，因患者出现喉咙痒，考虑风邪作祟，故在原方中加僵蚕、蝉蜕以祛风止痒；威灵仙除了祛风湿、活血通络外，还可以治疗喉源性咳嗽，桔梗宣肺祛痰利咽，二者合用对急慢性咽炎、扁桃体肿大有良效。

三诊时，患者已无咽痛及咽痒，可去清热、祛风药。因其苔黄，仍有浓痰，考虑水饮化热，加薏苡仁、芦根、细辛、燀桃仁，有千金苇茎汤之意。蒸附片加至30g，炙甘草加至45g，加强温潜的力量。

《金匮要略·肺痿肺痈咳嗽上气病》附方（六）："千金苇茎汤，治咳有微热，烦满，胸中甲错，是为肺痈。"我在临床中常用于浓痰患者，往往有奇效。

四诊收尾阶段，诸症好转。

患者咽喉疼痛、有多处溃疡和滤泡，咽干，一般人会认为是"上火"，而忽略了中焦脾胃的不运、下焦的虚寒，一味地清热，只会雪上加霜。一个表证，输入大量抗生素误治后，损伤了体内的阳气，导致中下焦虚寒，只用清热药，暂时压制虚火，不能解决根本问题。该患者连用一个月的抗生素无效，却仅用12剂中药就轻松治愈。有如此好的效果，辨证准确、用药精准缺一不可。治疗该患者，我运用了"温潜法"，潜阳而制虚火亢于上，引火归元以治疗阳浮于上、阳浮于外之病症。运用该法时，要注意每味药之间的配伍比例。

---

## 案例 7

# 反复高热 3 天，2 剂而愈——临床运用石膏的思路及剂量

患儿，女，10 岁，因"反复高热 3 天"于 2023 年 4 月 1 日来诊。

患儿 3 天前出现高热，肌肉痛，纳少，在当地治疗输液后症状缓解不明显，考虑为甲流。刻诊：反复高热，现体温 39.8℃，无鼻塞流涕，咳嗽，有痰，无咽喉痒痛，口苦，大便 3 日未解。舌红、水滑，苔白腻浊，脉弦滑。

**六经辨证：**少阳阳明太阴合病。

**拟方：**小柴胡汤加石膏、三仁汤加减。

**方药：**北柴胡 20g，黄芩片 10g，党参 10g，姜半夏 12g，黑枣 10g，生石膏 75g，大黄 6g，蝉蜕 6g，炒僵蚕 6g，薏苡仁 20g，燀苦杏仁 6g，豆蔻 10g，草果 6g，姜厚朴 6g，槟榔 6g，淡竹叶 6g。2 剂，日 1 剂，水煎服，体温下降之前每小时一次，

每次 100mL。

4月3日患儿因为失眠来诊，其母诉其服用2剂后已经完全退热而恢复正常。

**【按语】**患儿反复高热，可以看作寒热往来，加上口苦、脉弦，可以考虑为少阳病。高热，舌红，大便3日未解，辨证为阳明病。水滑舌，苔白腻浊，考虑太阴病夹有水饮，水饮化热。总体辨证为少阳阳明太阴合病。

小柴胡汤加石膏，为治疗少阳阳明合病反复高热的高效方。

小柴胡汤为和解之剂，又是清热之剂，临床常用，小柴胡汤与生石膏合用可治疗高热不退，服药后见明显汗出即可退热。生石膏可使营卫气血皆清，生石膏 30g、60g、90g、120g、240g 与小柴胡汤同用，对多种感染性疾病所致的高热不退有良好的退热功效。石膏剂量考：《疫疹一得》云"重用石膏一剂240g，一人连续服用2000g，直入肺胃，直捣其窝巢之害"。《吴鞠通医案》中石膏用量达 360g，甚至 500g。在临床中，特别是治疗银屑病时，见皮损红斑灼热者，皆重用石膏 100~300g，配生地 60~100g，消斑很快。

石膏味辛，能解肌透表；性微寒，故能退热。一般医者皆认为其性大寒，实则石膏之性是凉而微寒。石膏为矿物药，煎煮时其有效成分不容易析出，故仲景在《伤寒论》中明示与粳米同煎，另外石膏剂量宜大，这样疗效方佳。

## 案例 8

# 麻黄升麻汤、四逆汤治疗反复咳嗽及痰多10年案

患者，男，65岁，因"反复咳嗽、痰多10年，加重1个月"于2021年5月7日来诊。

患者10年前出现咳嗽、咳痰，痰多，浓痰黏浊，咳血，遂到当地医院住院，诊断为支气管扩张并感染，予抗生素、止咳化痰药对症及支持治疗，经过2周的治疗，症状有所好转，已无咳血。但是，此后咳嗽反复发作，咳痰，每次都因感冒而诱发，时有喘息。1个月前出现发热、咳嗽、咳痰，考虑扁桃体化脓、支气管扩张，继续予抗生素、激素、补液等对症处理，但感觉越来越难受，无恶寒发热，无恶心、呕吐，咳嗽、咳痰未见好转，经人介绍来诊。刻诊：咽喉痛，咽红，扁桃体肿大，咳嗽，咳浓痰，四逆，怕冷，鼻塞流涕，无咳血，无口干、口苦，纳差，精神差。舌淡红，苔白，脉沉细。

**六经辨证：**阳明少阴太阴合病夹水饮、痰湿。

拟方：麻黄升麻汤、四逆汤加减。

方药：麻黄 6g，升麻 10g，当归 6g，知母 10g，黄芩 10g，石菖蒲 15g，白芍 15g，天冬 10g，桂枝 10g，茯苓 20g，石膏 45g，白术 20g，干姜 15g，陈皮 15g，蒸附片 15g（先煎 1 小时），炙甘草 15g，细辛 9g。7 剂，日 1 剂，水煎分 3 次服用。

\* \* \*

二诊（5 月 15 日） 咽痛减轻，咳嗽，咳痰减少，手脚冷。舌淡红，苔白，脉沉细。守上方 7 剂，加蒸附片 20g（先煎 90 分钟）、干姜 20g、炙甘草 30g。7 剂，日 1 剂，水煎服。

\* \* \*

三诊（5 月 23 日） 咽痛已，无鼻塞流涕，咳嗽痰多，浓痰，四逆，怕冷（穿衣多），便秘。舌淡，苔白，脉沉细。

六经辨证：阳明太阴合病。

拟方：四逆汤、四君子汤、千金苇茎汤。

方药：蒸附片 30g（先煎 2 小时），干姜 30g，炙甘草 15g，茯苓 45g，白术 30g，党参 20g，桃仁 10g，芦根 30g，薏苡仁 45g，冬瓜仁 30g，杏仁 10g，白芍 30g，橘红 15g。14 剂，日 1 剂，水煎服。

\* \* \*

四诊（6 月 9 日） 患者自觉咳嗽、咳痰明显减少，无咳血，精神好转，但难以入睡。舌淡，苔白，脉沉细。守上方，加枇杷叶 15g、生牡蛎 45g、生龙骨 45g。14 剂，水煎服，1 剂服用 2 天。

\* \* \*

**五诊（7月9日）** 偶尔有咳嗽、咳痰，无气喘，各方面症状好转，患者自诉不想再煎中药，建议做成丸剂服用，此后用上方做成丸剂，与金匮肾气丸、培元固本散一起间断服用半年。

后患者来电诉各方面都比较稳定，天气变化时，咳嗽偶有发作，但不像以前时间那么久，感冒也少发，自己觉得比较满意。

【按语】本案治疗时间比较久，患者经过10年的激素反复治疗，脾肾阳虚，再拖下去有可能出现脱证，这次是因为发热而诱发里饮，脾肾阳虚，水饮内停，上热下寒，寒热夹杂之症候反应。

按照六经辨证思路，患者咽喉痛，咽红，扁桃体肿大，浓痰，辨证为阳明病；咳嗽，鼻塞流涕，精神差，脉沉细，辨证为少阴病；咳痰，四逆，怕冷，纳差，辨证为太阴病。故整体辨证为阳明少阴太阴合病夹水饮、痰湿。首诊拟方麻黄升麻汤、四逆汤加减。

《伤寒论》第357条："伤寒六七日，大下后，寸脉沉而迟，手足厥逆，下部脉不至，咽喉不利，唾脓血，泄利不止者，为难治，麻黄升麻汤主之。"

麻黄升麻汤为厥阴病方，上有咳脓血、咽喉不利，下有腹泻不止、四逆，患者临床表现与此颇为契合，只是经过抗生素、激素治疗后身体衰弱，阳气已虚。

二诊时患者症状改善，但是诉恶寒怕冷明显，故加大了四逆汤的剂量。

三诊时患者以痰多、咳嗽为主，主要矛盾还是寒热夹杂，用千金苇茎汤化浓痰，四逆汤温下寒，四君子汤健运中焦、益气健脾。

四诊时患者诸症明显好转，守方治疗，同时加入枇杷叶宣肺、止咳化痰；加入生牡蛎、生龙骨既可以化痰散结，也可以重镇潜阳，此处用到了四逆温潜法。

温潜法是我学习经方以来，在临床中的一大用药特色，在治疗很多疑难杂症时取得了明显的效果，也代表着研习经方后自己临床思路的巨大变化。

温潜法用于化脓性扁桃体炎、反复高热、高血压、中风、糖尿病、头痛、眩晕、失眠、牙龈疼痛、口腔溃疡等，特别是失眠效果良好，治好了很多失眠患者。

顾名思义，温潜法就是用于阳气不在其位，阳气浮亢于上、于外的情况。温潜就是使阳气潜降于下，复归其位。

狭义的温潜法以封髓丹、潜阳丹及二者组合而成的温潜丹为代表。广义的温潜法是指以附子为代表的温阳药与潜镇药同用的一种治疗方法，我用此方法比较多，一开始是用真武汤加龙牡，从中得到启示，慢慢扩展思路，组建了三四汤治疗的方法。

温阳方最典型的就是四逆汤，完美体现了以火生土、以土伏火的含义：附子像一员大将、猛将，辛窜之力非常之大，温化、温下焦虚寒之力强，能够通达十二经脉，走而不守。干姜温化中焦水饮，守而不走。炙甘草就是把这个火——一守一走的大将伏在土里面，慢慢地起到温阳、温暖的作用。

以前在农村起火烧煤，为了不让火太旺、太快燃烧完，我们会加一层煤灰，覆盖在火种上面，使其缓慢燃烧。这就是我们经常所说的以土伏火，炙甘草以土来伏火就是这个含义。

临床中，炙甘草与附子、干姜剂量有时等量，有时附子、干姜剂量少于炙甘草，有时会去掉炙甘草，这是由不同病机、病势来决定的。

学习中医的时候，可以多观察大自然，感悟生活，体验一阴一阳之道。

临床中温潜法运用广泛，且能取得明显的效果，一切阳气虚亢或浮亢于上，表现为所谓的虚火浮于上，口干、口苦，咽喉痛，扁桃体肿大，面疮，睛红，咳血，牙龈肿痛，牙龈出血，皮下出血，头痛，头晕／眩晕，寸脉浮于上，尺脉细微或沉细弱，又有下虚寒的表现，下肢冷，夜尿多或频、清长，大便稀烂，水样便，完谷不化，双尺脉沉细无力，均可以运用温潜法。

## 案例 9

# 纯中医治疗反复高热咳嗽案

患儿，女，6岁，因"发热3天"于2022年4月25日来诊。

患儿3天前出现发热，体温最高39.8℃，无鼻塞流涕，经处理后症状改善不明显，反复干咳、高热，经治疗退热后体温又升高。核酸检测阴性，胸片、血常规未见异常。刻诊：干咳频繁，发热第三天，体温39℃，无汗，恶寒，咳嗽剧烈，大便4天一次，小便黄、偏少，饮多，喜饮热，加衣则热，脱衣则冷，纳差，恶心欲吐，唇口干燥。舌红，苔黄腻，脉浮数。

**六经辨证：** 太阳少阳阳明合病夹食积。

**拟方：** 麻杏石甘汤、小柴胡汤、升降散加减。

**方药：** 麻黄3g，杏仁6g，石膏30g，炙甘草6g，柴胡10g，黄芩6g，连翘6g，陈皮6g，山楂6g，片姜黄6g，蝉蜕3g，大黄2g。2剂，日1剂，水煎服。

\* \* \*

**二诊（4月27日）** 已无发热，干咳频繁，纳差，呕吐，精神差，乏力。舌红点刺，苔黄厚腻，脉数。

六经辨证：太阴病。

拟方：保和丸、升降散加减。

方药：陈皮 10g，连翘 6g，山楂 6g，麦芽 6g，神曲 6g，茯苓 6g，姜半夏 6g，干姜 3g，细辛 3g，枇杷叶 6g，前胡 6g，蝉蜕 3g，麻黄 3g，杏仁 3g，僵蚕 3g。1 剂，水煎服。

\* \* \*

三诊（4 月 28 日） 患儿主要症状有低热，咳嗽频繁，无胃口，无精神，无力，恶心，呼吸不平稳。舌略红，苔黄厚腻，脉细数。

六经辨证：少阳阳明太阴合病夹食积。

拟方：小柴胡汤加减。

方药：柴胡 10g，黄芩 6g，党参 10g，半夏 8g，生姜 6g，大枣 6g，炙甘草 6g，陈皮 10g，连翘 6g，石膏 20g，山楂 10g，麦芽 10g，茯苓 10g。1 剂，水煎服。

2022 年 4 月 30 日随访，患者诸症悉除。

【按语】一诊时患儿恶寒，无汗，脉浮，辨证为太阳病；高热、大便数日一行，小便黄，唇口干燥，舌红，苔黄，辨证为阳明病；寒热往来，纳差，恶心欲吐，辨证为少阳病。黄厚腻苔，考虑食积化热。整体辨证为太阳少阳阳明合病夹食积。

二诊时患儿症状改善，无发热，去石膏、柴胡、黄芩。干咳频繁，精神不好，乏力，舌红点刺，苔黄厚腻，说明还是以湿热为主，予保和丸、升降散加减，神曲、麦芽消食化积滞，干姜、细辛、茯苓、半夏温化水饮痰湿，枇杷叶、前胡清热化痰，降逆止咳。

三诊时患儿重感冒，继续按上述思路治疗，舌没有那么红了，表证不明显，选小柴胡汤加减。

此类患儿治疗比较棘手：反复发热，运用退热药后，服用抗生素，又夹有表证，没有胃口，舌苔厚腻、浊，夹食积，同时夹有水饮，在治疗的时候体温退下来后，往往有咳嗽，干咳或咳嗽有痰，舌苔又是浊腻的，治疗善后的时间比较长。我现在治疗这类反复发热患者的体会是伤寒、温病一起考虑，经方时方合用，往往会取得比单用经方好的效果。我在临床中遇到过急危重症患者多重耐药感染的发热，中医提前介入可以减少抗生素的运用，一两剂就能够达到退热的效果。

## 案例 10

# 三仁汤合上焦宣痹汤治疗咳嗽 2 周案

患者，男，46 岁，因"咳嗽 2 周"于 2022 年 11 月 7 日来诊。

患者 2 周前感冒后出现咳嗽、咳痰，曾在外院住院诊疗，诊断为肺炎，经过抗生素治疗后，症状未改善。刻诊：咳嗽，白稀痰，口干、口苦，咽喉痒，遇冷风则打喷嚏，头项部汗出，怕热，难入睡，夜尿 3~4 次，易醒，醒后难再入睡，无怕冷怕风，无鼻塞流涕，无胸胁闷，无下肢水肿，纳差，小便频，大便正常。舌红，苔白腻，脉沉细。

**六经辨证：**少阳阳明太阳太阴合病。

**拟方：**小柴胡汤、苓甘五味姜辛汤、半夏厚朴汤、喉科六味汤加减。

**方药：**北柴胡 24g，黄芩片 10g，姜半夏 20g，干姜 10g，细辛 9g，五味子 10g，茯苓 20g，炙甘草 10g，生石膏 45g，西青果 10g，防风 10g，蝉蜕 10g，炒僵蚕 10g，薄荷 6g，姜厚朴

20g，苏子 10g，炒莱菔子 10g。3 剂，日 1 剂，水煎服。

\* \* \*

**二诊（11 月 10 日）** 药后咳嗽、汗出、咽痒减轻，仍有少许咳嗽，咳白稀痰，易醒，醒后难再入睡，夜尿 3~5 次，口干，无口苦，无鼻塞流涕，无胸闷，大便正常。舌红，苔黄厚腻，脉沉细。

**六经辨证：** 太阴阳明合病。

**拟方：** 三仁汤、上焦宣痹汤、喉科六味汤加减。

**方药：** 炙甘草 10g，西青果 10g，防风 10g，蝉蜕 10g，炒僵蚕 10g，薄荷 6g，姜厚朴 20g，苏子 10g，炒莱菔子 10g，燀苦杏仁 10g，白豆蔻 10g，薏苡仁 45g，滑石粉 30g（布包），通草 10g，佩兰 15g，广藿香 15g，蜜枇杷叶 15g，郁金 15g，淡豆豉 10g，射干 15g。3 剂，日 1 剂，水煎服。

\* \* \*

**三诊（11 月 14 日）** 咳嗽、咳痰已。

**【按语】** 一诊时患者咽喉痒，遇冷风则打喷嚏，头项部汗出，考虑为太阳病；口干、口苦，考虑为少阳病；怕热，舌红，考虑为阳明病；咳嗽，纳差，白稀痰，小便频，夜尿 3~4 次，苔白腻，脉沉细，考虑为太阴病。选方为小柴胡汤、苓甘五味姜辛汤、半夏厚朴汤、喉科大味汤加减。小柴胡汤和解少阳，苓甘五味姜辛汤治疗水饮冲逆所导致的咳嗽，喉科六味汤治疗表不解结于咽喉，半夏厚朴汤治疗痰气交阻于咽部，石膏清阳明里热。

本案比较特殊的一点是在二诊的时候运用了上焦宣痹汤合三仁汤。上焦宣痹汤出自《温病条辨》卷二的宣痹汤，其组成如下：枇杷叶二钱，郁金一钱五分，射干一钱，白通草一钱，香豆豉一钱五分。

上焦宣痹汤是治疗湿热痹阻上焦，有胸咽自觉闭塞与轻度郁热现象的一首方。患者在临床中表现出咽喉不利、咳嗽痰少且黏稠不易咳出，或有咽及胸部微痛，或有胸闷不舒，喜叹气，或有喜咳清嗓，或咽干不欲多饮，舌暗红，苔白腻，寸脉独沉。

方中郁金芳香气窜，开郁行气，专开上焦郁滞；枇杷叶清凉甘淡，清热而不碍湿，肃降肺气以助通调水道；射干性寒味苦，散水消湿，化痰利咽；通草淡渗通经，导湿下行；豆豉清香，也助解郁开胃以利湿。五味相佐，共达宣透上焦湿痹、清解上焦郁热之功。另外，郁金为血中之气药，兼入营血，欲行血中湿滞，非其莫属，故将其与清肺利气之品枇杷叶配伍。一气一血，心与肺兼顾，可为上焦湿热通治之基础。临床中多用于上焦湿热，气分痹结而哕者。

三仁汤也出自《温病条辨》，由杏仁、白蔻仁、薏苡仁、厚朴、半夏、通草、滑石、竹叶组成。治以清热解毒、芳化淡渗为法。主治：湿温初起，邪留气分，湿胜热微，头痛恶寒，身重疼痛，面色淡黄，胸闷不饥，午后身热，舌白不渴，脉弦细而濡者。

湿温初起，邪犯上焦，肺失宣降，不能正常敷布津气，湿郁少阳三焦，故身重疼痛；卫阳为湿所遏，不能达表，故恶寒；

清阳不能上头，反为浊阴蒙蔽，故头昏重痛；内犯胃肠，纳运失常，故胸闷不饥。此证平时并无发热，唯午后阳气得天时相助方致身热。上述诸症均为湿郁表现，且有面色淡黄，舌白不渴，故属湿胜热微。

方用杏仁宣降肺气，启上闸以开水源，合行气的厚朴疏畅三焦气机，使上焦津气畅行无阻；白蔻仁、半夏芳香燥湿，醒脾利气，恢复中焦运化；薏苡仁、滑石、通草甘淡渗湿，通调下焦，祛已停之湿；竹叶、滑石略事清热，合而用之，有清热除湿功效。方中杏仁辛开于上，薏苡仁淡渗于下，白蔻仁芳化于中，分而言之，三仁照顾三焦；合而观之，辛开、燥湿、芳化亦为除湿而设，体现以除湿为主、清热为辅的配伍形式。

本案三仁汤与上焦宣痹汤合用，起到了比较好的效果。

## 案例 11

# 大青龙汤治疗高热头痛案

患者，男，36 岁，因"发热头痛 2 天"于 2022 年 12 月 25 日来诊。

患者诉 2 天前出现发热恶寒，头身痛，治疗（具体不详）后症状缓解不明显。刻诊：发热 38.9℃，头痛厉害，乏力，口干，咽痛，无汗。舌尖红，苔白，脉有力。

**六经辨证：**太阳阳明合病。

**拟方：**大青龙汤。

**方药：**麻黄 18g，桂枝 10g，杏仁 10g，生姜 10g，大枣 4 枚，炙甘草 6g，生石膏 45g。1 剂，水煎服。

\* \* \*

**二诊（12 月 26 日）** 患者服药后次日体温降到 37.6℃，头痛大减，口干、口苦，咽干、咽痛。舌尖红，苔白，脉有力。

**六经辨证：**太阳少阳阳明合病。

拟方：柴胡桂枝汤加石膏、木蝴蝶。

方药：柴胡 24g，黄芩 15g，姜半夏 15g，沙参 20g，生姜 10g，大枣 10g，炙甘草 10g，桂枝 15g，白芍 15g，石膏 30g，木蝴蝶 10g。3 剂，日 1 剂，水煎服。

12 月 30 日随访上症已愈。

【按语】本案治疗过程比较顺利。大青龙汤我以前用得很多，曾用于治疗失眠、鼻窦炎、头痛、眩晕、发热等。经方辨证是根据临床症候反应而不是根据病因学来辨证。

《伤寒论》第 38 条："太阳中风，脉浮紧，发热恶寒，身疼痛，不汗出而烦躁者，大青龙汤主之。若脉微弱，汗出恶风者，不可服之。服之则厥逆，筋惕肉瞤，此为逆也。"

本条是论述太阳阳明合病治疗的思路。太阳中风其实不是中风，这里有鉴别的意思，跟后面脉微弱、汗出恶风之少阴证相鉴别。仲景书中处处体现阴阳的思维，表分阴阳。脉紧、身痛、无汗三大症具备，为太阳伤寒证；烦躁，属于热证，为阳明里热。外寒内热为本病核心病机特点。

大青龙汤组方如下：麻黄六两（去节），桂枝二两（去皮），甘草二两，炙，杏仁四十枚（去皮尖），生姜三两（切），大枣十枚（擘），石膏如鸡子大（碎）。上七味，以水九升，煮麻黄，减二升，去上沫，内诸药，煮取三升，去滓，温服一升，取微似汗。汗出多者，温粉扑之。一服汗者，停后服。若复服，汗多亡阳，遂（一作逆）虚，恶风烦躁，不得眠也。

麻黄汤中麻黄用三两，大青龙汤中麻黄用六两，倍用以增强发汗之功。后文指出"若脉微弱，汗出恶风者，不可服之。服之则厥逆，筋惕肉𤺊，此为逆也"。

因大青龙汤中麻黄量大，若为表虚证、少阴病，不可使用，否则会出现大汗亡阳损阴等。临床中我运用大青龙汤比较多，这个方子辨证很关键，对于身体壮实的患者比较合适，不能发汗过度，一般两三剂后我就会转方。我有个患者服多了一剂，用桂枝加附子汤、玉屏风散才止住汗。石膏的作用一是清阳明里热，二是可以抑制麻黄过汗，因为我用麻黄的剂量比较大，可至18g，因此石膏的比例也很重要。

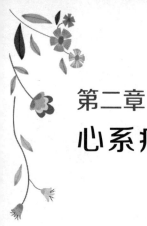

# 第二章
# 心系病证

---

## 案例 1

## 三四汤治疗失眠2个月案

患者，女，59岁，因"失眠2个月"于2022年12月24日来诊。

患者诉2个月前出现失眠，难以入睡，心烦，情绪低落，在南宁治疗，服用曲唑酮、右佐匹克隆治疗，后症状好转，但此后失眠反复发作。刻诊：患者失眠，难以入睡，胃隐痛，气短，口苦，四逆，大便稀烂。脉沉细，舌淡，苔白腻后浊。

**六经辨证：** 少阳太阴合病。

**拟方：** 三四汤。

**方药：** 干姜15g，炙甘草15g，党参20g，茯苓45g，白术30g，生龙骨90g，生牡蛎90g，北柴胡15g，枳实15g，赤芍15g，炒附片15g（先煎1小时）。5剂，日1剂，水煎服。

\* \* \*

**二诊（12月30日）** 能够入睡 4~5 小时，梦多，胃痛，反酸，呃逆，气短减，大便先结后稀，四逆，舌淡，苔白腻，脉沉细弦。守上方，加乌药 30g、百合 30g、石菖蒲 15g、远志 15g、佩兰 15g。5 剂，日 1 剂，水煎服。

\* \* \*

**三诊（2023年1月5日）** 停用西药后能入睡，醒后也能入睡，胃痛、反酸、呃逆已，大便稀好转。守 2022 年 12 月 30 日方去百合、乌药。7 剂，日 1 剂，水煎服。

\* \* \*

**四诊（1月12日）** 能入睡，梦多，偶心悸，大便稀已经明显好转。舌淡胖，苔白，脉沉细。守 1 月 5 日方，5 剂，日 1 剂，水煎服。

服药后上症已，能入睡，精神可。

【按语】患者失眠，难以入睡，有肝气郁结，肝郁脾虚，阳虚水饮，运用三四汤取得了明显的效果。患者心烦，口苦，难入睡，辨证为少阳病；胃隐痛，四逆，大便稀烂，脉沉细，舌淡，苔白腻后浊，辨证为太阴病。整体辨证为少阳太阴合病。

二诊时患者睡眠有所改善，但是出现了胃痛、反酸、呃逆等胃脘部不适的症状，加入了百合乌药汤治疗。石菖蒲、远志、佩兰三者合用增强化痰湿的功效，同时石菖蒲、远志还可以安神定志。

三诊时患者胃脘部不适已经消失，同时停用西药仍能入睡，继续守方治疗。

四诊时症状明显改善，继续守方治疗。

三四汤由四逆汤、四君子汤、四逆散及生三石（生龙骨、生牡蛎、生磁石）组成，主治脾肾阳虚、肝气郁结所致疾病。临床用于治疗神志疾病如焦虑、失眠、抑郁，以及内科、妇科杂症，都有比较好的效果。

四逆汤，由附子、干姜、炙甘草组成，具有温中、回阳、救逆的功效。李可老先生认为神志病的患者都具有阳气虚、阳气不足的特点，运用四逆汤治疗神志病收效满意。这些患者临证表现多有脉沉细弱、四逆、便溏、尿频、舌胖大水滑。

四君子汤，由人参、白术、茯苓、甘草组成，有补气、健脾胃的功效。脾胃为后天之本，脾胃虚弱，运化失司，气血生化不足，则见气短乏力、面色萎黄、食欲不振等症。

四逆散，由柴胡、枳实、芍药、甘草组成，是疏肝理气、解郁通阳的有效方剂。

四逆汤、四君子汤合用，意在顾护先天、后天两本。

三四汤从经方角度看是治疗太阴少阳合病，从脏腑角度来说，肝、脾、肾三脏同调。在各个系统都有非常多的运用机会，效果良好，但临证时要注意加减运用。脾胃病，脘腹胀满、疼痛，合百合乌药散、三畏汤。阳虚虚火上扰时宜加生三石（生龙骨、生牡蛎、生磁石），引阳气潜降，引阳入阴，用之治疗精神类疾病，如失眠、心烦、惊悸等，临证时酌加枣仁、远志、百合等药。妇科病，如痛经、月经不调、子宫肌瘤，临证可合当归芍药散、桂枝茯苓丸、四物汤。合桂枝茯苓丸、抵当汤、桃核承气汤用于夹有瘀血症，如狂躁、失眠、腹痛等属阳虚血瘀者。合肾四味、五子衍宗丸、鹿胎膏等，用于治疗男科疾病，如阳痿早泄，精子活动力差、少精、死精。

　　临证中，还可加桂枝，取苓桂术甘汤之意，用于头晕沉感。因水饮上逆引起气上冲，用苓桂术甘汤；或加泽泻，与白术形成泽泻饮。合小陷胸汤，用于心下痞满，舌苔黄腻，或是有痰、痰黄黏。合栀子豉汤，用于心中无名烦闷。

## 案例 2

# 失眠易醒，用破格救心汤

患者，女，52岁，因"反复睡眠差10年余，双肩颈部疼痛麻不适伴双手麻8年"于2023年10月18日来诊。

患者诉10年前出现睡眠差，易醒，未予特殊处理；8年前出现双肩颈部疼痛麻不适伴双手麻。刻诊：睡眠差，易醒；双肩颈部疼痛麻不适伴双手麻，怕风怕冷，不能吹空调，吹空调后即出现打喷嚏不适；多汗，动则明显加剧；偶有口干、口苦，身软乏力，小便正常，大便每日2~3次，稀便。舌苔白腻，脉沉细。

**六经辨证：**少阴太阴合病。

**拟方：**小破格救心汤合黄芪桂枝五物汤加减。

**方药：**蒸附片15g（先煎1小时），干姜15g，炙甘草15g，人参20g，酒萸肉30g，煅龙骨30g，煅牡蛎30g，黄芪45g，桂枝15g，白芍15g，鸡血藤30g，葛根75g，防风10g，白术30g，生姜30g。7剂，日1剂，水煎服。

＊＊＊

**二诊（10月26日）** 能入睡，怕冷，汗出较前好转，咽喉部有异物感，呼吸困难，大便每日2~3次，稀便。舌淡红，苔黄，脉沉细。守上方加陈皮15g、姜厚朴20g。3剂，日1剂，水煎服。

11月30日患者因感冒来诊，诉上症已愈。

【**按语**】患者双肩颈部疼痛麻不适，伴双手麻，有气血瘀滞不通的表现，怕风怕冷，不能吹空调，多汗，动则明显加剧，有表不解，脉沉细，为少阴病。身软乏力，大便每日2~3次，稀便，舌苔白腻，脉沉细，为太阴病的表现。

小破格救心汤扶阳固脱，敛汗生津。小破格救心汤中本应该使用生龙骨、生牡蛎潜阳，但患者汗出明显，为了增强敛汗的功效，所以选择了煅龙骨、煅牡蛎。山萸肉为收敛固脱之要药，敛正气不敛邪气。

黄芪桂枝五物汤是治疗血痹身体麻木不仁的一首常用方，具有补气、活血通络、调和营卫之功。加鸡血藤养血活血、调经通络。

葛根益气升阳，强壮解肌，专理颈项，非大剂量不可见其功。

白术健脾祛湿，防风祛风解表、胜湿止痛、止痉，可以配合上药缓解肩颈部疼痛，且黄芪、白术、防风还有玉屏风散的含义，可以固表止汗。

二诊时患者诉症状较前改善，继续守上方治疗。患者在上症的基础上出现了咽喉部异物感，呼吸困难，大便每日2~3次，稀便，加用了陈皮、厚朴增强健脾化湿，行气消痰的功效。在补气温阳药中加入陈皮，行气的同时可顾护脾胃，促进运化，使滋补药补而不滞、滋而不腻，更好地发挥补益作用。

破格救心汤为李可老先生用于治疗急性心衰等心肾阳脱证的一首方，脱胎于《伤寒论》四逆汤类方、四逆汤衍生方参附龙牡救逆汤及张锡纯大师的来复汤。其组成如下：制附子、干姜、炙甘草、红参、生山萸肉、生龙骨、生牡蛎、生磁石。在治疗心衰的垂危患者时，李可老先生会用大剂量破格救心汤回阳救逆。

破格救心汤组成如下：附子30/200/300g，干姜60g，炙甘草60g，高丽参10~30g（加煎浓汁兑服），山萸净肉60~120g，生龙牡粉、活磁石粉各30g，麝香0.5g（分次冲服）。煎服方法：病势缓者，加冷水2000mL，文火煮取1000mL，分5次服，2小时1次，服1~2剂。病势危急者，开水武火急煎，随煎随喂，或鼻饲给药，24小时不分昼夜，频频喂服1~3剂。

我在运用破格救心汤时改良了其剂量，并称之为小破格救心汤，用于临床中出现的阳虚、脱证、汗多、水肿、心衰、低血压、晕厥等，取得了良好的效果。

小破格救心汤的常用剂量：蒸附片30g、干姜30g、炙甘草30~45g、人参/红参20g、山萸肉45g、生龙骨45g、生牡蛎45g、生磁石30g、麝香0.2g。由于麝香比较贵，患者没有昏迷、意识障碍、心衰、卒中等危重情况一般都不用，只用前面的药往往也能收获良效。

黄芪桂枝五物汤出自《金匮要略》："血痹，阴阳俱微，寸口、关上微，尺中小紧，外证身体不仁，如风痹状，黄芪桂枝五物汤主之。"其组成：黄芪 3 两，芍药 3 两，桂枝 3 两，生姜 6 两，大枣 12 枚。上五味，以水六升，煮取二升，温服七合，日三服。

本方是桂枝汤去甘草易黄芪、倍生姜而成。黄芪甘温补气，温养形体。《难经》云："形不足者，温之以气。"配芍药、桂枝酸甘化阴，通阳宣痹；重用生姜辛散通阳，宣散寒气，与大枣相合，解表散风，调和营卫，共奏温阳行痹之效。此方若加入活血药，如鸡血藤、红花、丹参、川芎之类，其效更佳。

黄芪桂枝五物汤是治疗血痹身体麻木不仁的一首常用方，具有补气、活血通络、调和营卫之功。在运用的时候，药物剂量是关键，大剂量效果比较明显，黄芪 30~120g，桂枝 15~45g，白芍 30~45g，生姜 30~60g，这四个药物的配比是关键。

## 案例 3

# 酸枣仁汤、四物汤治疗失眠 3 周案

患者，女，29 岁，因"失眠 3 周"于 2022 年 1 月 10 日来诊。

患者诉 3 周前出现失眠，难以入睡，心烦，时有彻夜不眠，在当地治疗，服用右佐匹克隆片，症状改善不明显，经人介绍来诊。刻诊：难以入睡，辗转反侧，有时凌晨两三点才能入睡，无明显心烦，无口干、口苦，无鼻塞流涕，二便可，月经量少，面色白。舌淡，苔白，脉沉细。

**六经辨证：**太阴病，血虚证。

**拟方：**酸枣仁汤合四物汤加减。

**方药：**酸枣仁 30g，茯神 20g，知母 10g，川芎 6g，炙甘草 6g，当归 10g，白芍 15g，熟地 15g。5 剂，日 1 剂，水煎服。

**二诊（1 月 15 日）** 患者服用后自觉效果有改善，能入睡 3~4 小时，但入睡仍有困难，心悸。守上方加桂枝 15g、生龙骨 45g、生牡蛎 45g。14 剂，日 1 剂，水煎服。

患者连服 14 剂后，睡眠明显改善，入睡时长大约 1 小时，能够睡 4~6 小时，自觉很满意，因为过年，要求停药。后随访患者，未再失眠。

【按语】患者一开始症状其实比较少，很多人单纯性失眠，可辨的症状不多，六经辨证采用排除法。

初诊时患者表证不明显，厥阴、少阳、阳明证也不典型，唯一有意义的两个症状是月经量少和面色白，因此考虑为太阴病，血虚证，试着予酸枣仁汤、四物汤。

六经辨证不明显时采用排除法，确定里虚证时再用脏腑辨证思路，分析患者的病因病机，看是否契合或是忽略了什么，这样就能比较全面地看待这个疾病。

二诊时出现了新的症状——心悸，这是一个契机，抓住了，可以扭转乾坤。患者的心悸我还是考虑由心阳不振、心血虚引起，故加了桂枝甘草龙骨牡蛎汤，收到了非常好的效果。加桂枝既是考虑心阳不振，也是我在学习老中医经验时的一个收获，供大家参考：调理神经衰弱、失眠多梦、心悸不宁，主张养阴补血、镇肝潜阳，常投酸枣仁汤加龙骨、牡蛎，添少许桂枝温化心阳、降逆气，抑制血压升高，很有特色。酸枣仁安心定志，位居方首，同龙骨、牡蛎相配，尚可抵消二药固涩肠道、影响大便下行的不良作用。我在临床曾遇一例一贯少寐患者，身形瘦长，貌似神经质，晚上精神抖擞，彻夜寤而不寐，吃温胆汤、归脾汤、酸枣仁汤、黄连阿胶汤均无效，最后想到此方，即酸枣仁 30g、知母 10g、茯神 15g、川芎 10g、桂枝 6g、生龙骨 40g、生牡蛎 40g、甘草 6g，日 1 剂，水煎，下午 5 点、晚上 10 点两次分服，3 天便效，连饮半个月，基本治愈，功力可观。

---

## 案例 4

# 柴胡桂枝干姜汤治疗失眠早醒案

患者，女，33 岁，因"失眠早醒 2 个月"于 2022 年 5 月 28 日来诊。

患者诉 2 个月前出现失眠，睡觉易醒，一般凌晨两三点醒，在当地服用过中药及针灸治疗，症状改善不明显。既往有痔疮、乙肝小三阳。刻诊：患者失眠，早醒，凌晨 2 点醒后难以入睡，晨起双眼发蒙，口干、口苦，近期面部黄褐斑明显，大便偏干，纳可。舌淡、红润，苔薄白，脉沉细弱。

**六经辨证：**厥阴太阴病，上热下寒，血虚水饮。

**拟方：**柴胡桂枝干姜汤、当归芍药散加减。

**方药：**北柴胡 20g，桂枝 15g，干姜 12g，黄芩 10g，天花粉 10g，炙甘草 6g，当归 10g，白芍 30g，酒川芎 6g，茯苓 30g，白术 45g，盐泽泻 15g，生牡蛎 60g，生龙骨 60g。7 剂，日 1 剂，水煎服。

\* \* \*

**二诊（6月6日）**　上症，睡眠好转，能一直睡到天亮，无口干、口苦。舌淡润，苔白，脉沉细。守上方加茯苓剂量至45g，加地黄30g。7剂，日1剂，水煎服。

\* \* \*

**三诊（8月10日）**　患者因咳嗽就诊，诉当前睡眠可，每天能入睡6～7小时。

【按语】本案不难辨证。笔者学习经方后，对柴胡桂枝干姜汤偏爱有加，临床应用也起到比较好的效果，治疗早醒与失眠有异曲同工之妙。

本案患者容易醒，晨起双眼发蒙，口干、口苦，表现为上有热；面斑，便干，舌淡、红润，苔薄白，脉沉细弱，表现为血虚水饮，六经辨证为厥阴太阴病，上热下寒。

《伤寒论·辨太阳病脉证并治下》第147条："伤寒五六日，已发汗而复下之，胸胁满微结，小便不利，渴而不呕，但头汗出，往来寒热，心烦者，此为未解也，柴胡桂枝干姜汤主之。"据此推断此证已转化为半表半里阴虚寒证，即呈寒热错杂、上热下寒的柴胡桂枝干姜汤的方证。

胡希恕先生明确指出，柴胡桂枝干姜汤由小柴胡汤变化而来，干姜是本方的关键，小柴胡汤用生姜重在解表散寒，而柴胡桂枝干姜汤用干姜重在温里，可见小柴胡汤重在和解半表半里热，而柴胡桂枝干姜汤重在祛半表半里寒，即由治疗半表半里阳证（少阳病）变为治疗半表半里阴证（厥阴病）。

厥阴病的提纲为：消渴，气上撞心，心中痛热，饥不欲食，食则吐蛔，下之利不止。根据三阴三阳病变的规律"发热恶寒者，发于阳也；无热恶寒者，发于阴也"，厥阴病为半表半里阴证，不应该有热证。半表半里不同于在表和里，邪有直接出路，可从汗、吐、下而解；而半表半里厥阴病邪无直接出路，极易寒郁化热，故表现为上热，即"消渴，气上撞心，心中疼热"。因是中寒所致，故有"饥不欲食，食则吐蛔"。消渴是上热下寒的表现，水不化气是其主因。故厥阴病的特点是半表半里虚寒、上热下寒、冲逆明显。

柴胡桂枝干姜汤有桂枝可降冲逆，天花粉、生牡蛎生津敛津以止消渴，干姜温中寒，黄芩清上热。故柴胡桂枝干姜汤为治疗厥阴病的典型方，方药组成寒热并用，病机特点为寒热错杂。

二诊患者舌、脉象显示仍有水饮，故加大茯苓剂量以加强健脾祛湿之功，加地黄清热养血滋阴，同时也取四物汤之意以养血安神。

## 案例 5

# 重剂半夏治疗失眠 2 个月案

患者，女，67 岁，因"失眠 2 个月"于 2022 年 7 月 4 日来诊。

患者诉 2 个月前出现失眠，难以入睡，心烦，在当地治疗后，症状改善不明显。刻诊：失眠，口干，无怕冷，大便正常。舌暗红，苔腻，脉沉细。

**六经辨证：**太阴病，痰湿饮内停。

**拟方：**平陈宁神汤加减。

**方药：**陈皮 15g，茯苓 75g，制厚朴 15g，石菖蒲 30g，蜜远志 15g，清半夏 30g，炙甘草 10g，生龙骨 45g，生牡蛎 45g，生磁石 30g。3 剂，日 1 剂，水煎服。

\* \* \*

**二诊（7 月 7 日）** 入睡困难较前改善，口干，痰多。舌淡暗、水滑，苔白腻，脉沉细。守上方加茯苓 90g、制厚朴 10g、麸炒苍术 20g。2 剂，日 1 剂，水煎服。

**\* \* \***

**三诊（7月10日）** 入睡困难明显改善，能睡6~7小时，口干减轻。舌淡润，苔白腻，脉沉弦。继续服用上方不变。

后随访，患者反馈能睡6小时左右，即使偶尔有失眠，第二晚也能入睡。

【按语】患者原来是心悸汗出，治疗好了，这次出现了失眠，难以入睡。从六经辨证角度其实不难辨析：表证不明显，没有少阳证，没有阳明证，厥阴证不典型，那么就是太阴病了。从患者的舌象来看，属于比较典型的痰湿内停。

二陈汤在治疗咳嗽、哮喘、头晕、头痛、中风等方面具有很好的效果。平陈宁神汤由二陈汤和平胃散组成，本案我重用了茯苓，茯苓性平，临床多用于健脾利湿，我常用于治疗神志疾病，定惊效果非常好，不过我一般用的剂量偏大，可至45~120g。

《神农本草经》："半夏味辛，平。主治伤寒寒热，心下坚，下气，喉咽肿痛，头眩，胸胀，咳逆，肠鸣，止汗。"

半夏是一味治疗失眠的要药，张锡纯说："半夏生当夏半，乃阴阳交换之时，实为由阳入阴之候，故能通阴阳和表里，使心中之阳渐渐潜藏于阴，而入睡乡也。"

《本经疏证》云："半夏味辛气平，体滑性燥，故其为用，辛取其开结，平取其止逆，滑取其入阴，燥取其助阳。而生于阳长之会，成于阴生之交，故其为功，能使人身正气自阳入阴……则内经所谓'卫气行于阳，不得入于阴，为不寐，饮以半夏汤，阴阳既通，其卧立至’是也。"

　　失眠本是阳不入阴，半夏能引阳入阴，正契合失眠的病机。用半夏治疗失眠用量要大，常在 30g 以上，甚至可以用到 100g 以上。茯苓有健脾祛湿、宁心安神作用，用量也必须大。

## 案例 6

# 没有一味安神药的高效失眠方

患者，男，42岁，因"反复入睡困难10年余"于2021年5月17日来诊。

患者诉10年前因压力大导致入睡困难，彻夜不眠，经过治疗后症状好转，但是依然反复失眠，难以入睡。刻诊：失眠，难以入睡，心烦，胸闷、胸痛，唇暗，纳可，大便正常。舌淡暗，舌下静脉迂曲明显；左脉沉细，右脉沉细弱。

**六经辨证：**瘀血郁滞，阳不入阴。

**拟方：**血府逐瘀汤。

**方药：**生地18g，桃仁10g，红花9g，炙甘草6g，枳壳12g，赤芍15g，柴胡10g，川芎6g，桔梗6g，牛膝10g。5剂，日1剂，水煎服。

\* \* \*

**二诊（5月23日）** 睡眠有所好转，能够入睡4小时，胸闷、胸痛减轻，患者自觉还算满意。有痰，咽喉有异物感，平时抽烟。舌淡暗，苔白腻，脉沉细。

**六经辨证**：太阴病。

**拟方**：血府逐瘀汤、瓜蒌薤白半夏汤合半夏厚朴汤。

**方药**：生地 18g，桃仁 10g，红花 9g，炙甘草 6g，枳壳 12g，赤芍 15g，柴胡 10g，川芎 6g，桔梗 6g，牛膝 10g，瓜蒌子 30，薤白 30g，清半夏 60g，厚朴 15g，苏梗 10g，茯苓 45g，前胡 10g。5 剂，日 1 剂，水煎服。

\* \* \*

**三诊（5 月 29 日）** 睡眠改善，能睡 4~5 小时，胸闷、胸痛减少，有痰，舌、脉同前。守上方 7 剂，日 1 剂，水煎服。

服用 7 剂中药后，患者未再来诊，后其带母亲来看头晕，诉睡眠尚可，已经无胸闷、胸痛，观其唇色也没有那么暗了。

**【按语】** 临床中有一类失眠是由瘀血郁滞引起的，对此类失眠教材中最经典的方剂就是血府逐瘀汤，笔者在整理名家治疗失眠经验的过程中，也见过很多关于血府逐瘀汤治疗失眠的报道。

本案在一诊的时候，从六经来分析没有很明显的表证，少阳、阳明、太阴、厥阴证也不明显。胸闷、胸痛，舌象、唇色等均指向瘀血，瘀血的临床表现还是比较典型的，所以选用了血府逐瘀汤。

二诊的时候，患者胸闷、胸痛缓解不明显，同时咽喉有痰，考虑还是痰饮引起，所以合瓜蒌薤白半夏汤、半夏厚朴汤，取得了明显的效果。

血府逐瘀汤由桃红四物汤合四逆散加桔梗、牛膝而成。其特点是活血化瘀而不伤血，疏肝解郁而不耗气。诸药配合，使血活气行，瘀化热消而肝郁亦解，诸症自愈。

## 案例 7

# 胸闷痛半个月，7 剂而愈

患者，男，66 岁，因"胸闷痛半个月"于 2023 年 2 月 3 日来诊。

患者诉半个月前出现胸闷痛，曾在我院住院治疗，考虑"胸膜炎"。现仍有少许胸闷痛，呼吸时疼痛明显，口干、口苦，大便烂，纳、眠可。舌淡润、边有齿痕，苔白，脉沉细。

**六经辨证：** 太阴病，水饮上逆，阴浊窃袭阳位。

**拟方：** 苓桂术甘汤、瓜蒌薤白半夏汤加减。

**方药：** 茯苓 30g，桂枝 15g，白术 20g，炙甘草 10g，瓜蒌子 30g，薤白 30g，姜半夏 15g，木香 15g，郁金 15g。3 剂，日1 剂，水煎服。

\* \* \*

**二诊（2 月 6 日）** 上症减轻，胸闷痛减轻，时有心悸，仍有口干、口苦，大便溏，纳、眠可。舌淡白水润、中有裂纹，苔白腻，脉弦稍数。守上方加四逆散：加茯苓 45g、北柴胡 15g、枳实 15g、白芍 15g。2 剂，日 1 剂，水煎服。

\* \* \*

**三诊（2月9日）** 胸闷痛明显减轻，伴心悸、心慌，时有气短，夜间盗汗，胃脘不适，无口干、口苦，大便不成形，每天两次，纳可，怕冷，无鼻塞流涕，睡眠尚可。脉沉弱，左右关滞，舌胖大、中有裂纹，齿痕舌，苔白腻水滑，舌下静脉曲张。守上方减四逆散，加蒸附片 15g（先煎 1 小时）、干姜 15g、生龙骨 30g、生牡蛎 30g。2 剂，日 1 剂，水煎服。

\* \* \*

**四诊（4月24日）** 患者因其他症状来诊，诉上症已。

【按语】本案患者反复胸闷，胸痛，一直治疗效果不甚明显，此次运用中医辨证治疗取得明显的效果。

患者胸闷痛，呼吸时疼痛明显，口干、口苦，大便烂，舌淡润、边有齿痕，苔白，脉沉细，考虑水饮上逆，阴浊窃袭阳位，胸阳不展，气机停滞胸中，不通则痛，故胸闷痛，辨证为太阴病。

《金匮要略·胸痹心痛短气病脉证治第九》："胸痹不得卧，心痛彻背者，栝楼薤白半夏汤主之。"

我在临床中总结的瓜蒌薤白半夏汤方证：胸闷，气短，上气，苔浊腻，便干，脉弦滑。

瓜蒌薤白半夏汤是治疗胸闷心痛的高效方，对伴有舌苔浊腻者，我基本上都会用。瓜蒌也有通下的作用。薤白要用高度酒泡 30 分钟再煮，效果才好。半夏燥湿化痰浊降逆效果好。

因此这首方宽胸化痰降浊效果很好。

苓桂术甘汤方：茯苓四两，桂枝（去皮）三两，白术、甘草（炙）各二两。上四味，以水六升，煮取三升，去滓，分温三服。从六经层面来说，这是一首治疗太阳太阴合病的方。

《金匮要略·痰饮咳嗽病脉证并治第十二》曰："心下有痰饮，胸胁支满，目眩，茯苓桂枝白术甘草汤主之。"

《金匮要略·痰饮咳嗽病脉证并治第十二》曰："夫短气，有微饮，当从小便去之，苓桂术甘汤主之，肾气丸亦主之。"

《伤寒论》曰："伤寒若吐若下后，心下逆满，气上冲胸，起则头眩，脉沉紧，发汗则动经，身为振振摇者，茯苓桂枝白术甘草汤主之。"

苓桂术甘汤为治疗太阳太阴合病常用方剂，能够快速缓解患者的症状。

《金匮要略·痰饮咳嗽病脉证并治第十二》云："病痰饮者，当以温药和之。"故治当温阳化饮，健脾利水。

本方重用甘淡之茯苓为君药，健脾利水，渗湿化饮，既能消除已聚之痰饮，又善平饮邪之上逆。桂枝为臣药，功能温阳化气，平冲降逆。苓、桂相合为温阳化气、利水平冲之常用组合。白术为佐药，功能健脾燥湿，苓、术相须，为健脾祛湿的常用组合，体现了治生痰之源以治本之意；桂、术同用，也是温阳健脾的常用组合。炙甘草用于本方，其用有三：一可合桂枝以辛甘化阳，以襄助温补中阳之力；二可合白术益气健脾，崇土以利制水；三可调和诸药，功兼佐使之用。四药合用，温阳健脾以助化饮，淡渗利湿以平冲逆，全方温而不燥，利而不峻，标本兼顾，配伍严谨，为治疗痰饮病之和剂。

我在临床中运用苓桂术甘汤机会比较多，疗效甚好，只要有水湿代谢障碍，湿滞内停，阻滞中焦，上而蒙蔽清窍，清阳不展，清阳不升，舌胖大或有齿痕，苔白或腻，都可以使用。

苓桂术甘汤拨阴见阳，太阳一出，阴霾自散。

二诊时，患者胸闷胸痛减轻，仍有口干、口苦，脉弦，考虑少阳证，气机不畅，故予加用四逆散疏肝理脾。

三诊胸痛明显减轻，出现心慌、心悸、气短、怕冷等症状，考虑为阳气亏虚，水饮上冲，六经辨证为太阴病夹有水饮，守方加附子、干姜成四逆汤，回阳救逆，温化水饮。生龙骨、生牡蛎收敛止汗，同时重镇潜阳，用到了四逆温潜法。

---

## 案例 8

# 心悸气促半个月，10 剂而愈

患者，女，36 岁，因"心悸气促半个月"于 2022 年 11 月 17 日来诊。

患者诉半个月前劳累熬夜、喝咖啡、发脾气，导致心悸、胸闷、胃痛、气促、头晕发紧，在当地医院神经内科查动态心电图、心脏彩超、血常规无异常，诊断为自主神经功能紊乱。每天服用半片倍他乐克（酒石酸美托洛尔），按时作息，症状有所缓解，但是还有感觉稍微运动心跳即明显加快，经人介绍而来诊。刻诊：气促，头晕，耳鸣，早上 6 点多会被耳鸣吵醒，耳鸣声音随脉搏跳动，双肩肌肉疼痛，失眠，口干，无肢体乏力，无恶心、呕吐，无恶寒发热。舌淡，苔白，脉沉细。

**六经辨证：**太阳太阴合病，痰湿水饮，心阳不振。

**拟方：**桂枝甘草龙骨牡蛎汤、苓桂术甘汤合瓜蒌薤白半夏汤。

**方药：**桂枝 20g，茯苓 45g，炙甘草 10g，生牡蛎 45g，生龙骨 45g，白术 15g，瓜蒌子 30g，薤白 30g，姜半夏 15g。5 剂，日 1 剂，水煎服。

\* \* \*

**二诊（11 月 22 日）** 患者诉服上方 5 剂后已经明显好转，现在偶尔会心跳加速、心慌、呼吸急促，仍有肩部疼痛。舌淡，苔白，脉沉细。守上方增加桂枝剂量至 30g，加生磁石30g、防风 15g。5 剂，日 1 剂，水煎服。

2023 年 5 月 4 日患者因其他症状来诊，诉上症已愈。

**【按语】**一诊时患者心阳不足，心神浮越于外，再加上气血化生不足以濡养心神，故失眠，舌质淡，苔白；脾失健运，津液不能上承，水饮内停，水冲于心，故口干、心悸。用桂枝、甘草辛甘化阳，补益心阳，桂枝还可平冲降逆；龙骨、牡蛎重镇安神，收敛固涩；茯苓、茯神宁心安神，健脾利水。

二诊时患者自诉症状明显改善，加大桂枝的剂量增强温心阳、降冲逆的作用；加入磁石镇静安神、聪耳明目；加入防风祛风除湿。

真武汤证与苓桂术甘汤证甚相似，不过后者为太阳太阴合病，故只"身为振振摇"而已，而前者虚极入阴，不但身动而且呈现"振振欲擗地"。而真武汤证当属少阴太阴合病，其辨证要点：头晕心悸，下肢浮肿或痛，脉沉者。

苓桂术甘汤主要治疗水饮上冲导致的"心下逆满、气上冲胸、起则头眩、脉沉紧"。

## 案例 9

# 心悸头晕4天，5剂而愈

患者，男，59岁，因"心悸头晕4天"于2022年10月25日来诊。

患者诉4天前睡觉时突感心悸，轻微胸闷，头晕，视物模糊，口干、口苦，无胸痛、头痛、气促，无恶心欲吐，睡眠差，大便干，3天一次，就诊于我院急诊科行心电图检查后予口服药物（具体用药不详），治疗后症状稍缓解，现为求中医治疗，故来诊。既往有5年高血压、冠心病病史，现口服缬沙坦、琥珀酸美托洛尔控制血压。刻诊：心悸，头晕，站立不稳，视物模糊，轻微胸闷、心悸，口干、口苦，无胸痛、头痛、气促，无恶心欲吐，饮食可，睡眠差，小便黄，大便干，3天一次。舌淡胖、水滑，苔白，左脉沉细，右脉弦滑。

**六经辨证：** 太阴病，水饮冲逆清窍，水饮凌心。

**拟方：** 苓桂术甘汤、泽泻饮、半夏白术天麻汤。

**方药：** 茯苓75g，桂枝30g，白术45g，炙甘草15g，泽泻24g，陈皮15g，天麻30g，生龙骨45g，生牡蛎45g，姜半夏

15g。5剂，日1剂，水煎服。

患者服药后头晕、心悸已。

【按语】心悸、头晕在临床中比较常见，用西药有时效果不好，中医辨证分析其由水饮所引起，从这个角度入手，用中医的方法治疗是有优势的，效果明显。

太阴病属于里虚寒证，寒饮内生，因此眩晕多伴痰饮表现。

现在的人肥甘厚味、生冷油腻的东西吃得多，很多人都是内有痰饮，多苔白腻或者水滑舌。

《金匮要略·痰饮咳嗽病脉证并治第十二》："心下有痰饮，胸胁支满，目眩，茯苓桂枝白术甘草汤主之。"

《金匮要略·痰饮咳嗽病脉证并治第十二》："夫短气，有微饮，当从小便去之，苓桂术甘汤主之，肾气丸亦主之。"

《伤寒论》第67条："伤寒若吐若下后，心下逆满，气上冲胸，起则头眩，脉沉紧，发汗则动经，身为振振摇者，茯苓桂枝白术甘草汤主之。"

苓桂术甘汤为治疗太阳太阴合病常用方剂，能够快速缓解患者的症状。

《金匮要略·痰饮咳嗽病脉证并治第十二》："心下有支饮，其人苦冒眩，泽泻汤主之。"

泽泻汤组成：泽泻五两，白术二两。上二味，以水二升，煮取一升，分温再服。

《神农本草经》："泽泻主风寒湿痹，乳难，消水，养五脏，益气力，肥健。"

治疗眩晕，考虑痰浊引起的，我喜欢用泽泻汤加减，多有效果。这里需要注意的是要重用泽泻，在五苓散中我也常重用。

## 案例 10

# 柴芩温胆汤、达原饮治疗胸部疼痛案

患者，男，38岁，因"左侧胸部疼痛1天"于2022年5月7日来诊。

患者诉1天前喝酒后左侧胸部出现疼痛，伴有胸闷，大便稀，小便正常，无反酸，口干不喜饮，口苦。舌胖大，苔厚浊腻、中有裂痕，脉沉弦细。

**六经辨证：**少阳太阴合病。

**拟方：**柴芩温胆汤、达原饮、瓜蒌薤白半夏汤加减。

**方药：**北柴胡15g，黄芩片10g，枳实10g，竹茹10g，陈皮20g，茯苓30g，姜半夏20g，郁金15g，木香15g，草果15g，制厚朴15g，槟榔10g，薤白30g，瓜蒌子30g，瓜蒌皮30g。5剂，日1剂，水煎服。

7月10日，患者因为其他疾病就诊，诉服药后上症已。

**【按语】**患者主要以左侧胸部疼痛就诊，伴口干、口苦，脉弦细，在六经辨证中属于少阳病；口干不喜饮，说明体内有水饮，加之舌胖大，苔厚浊腻，大便稀，脉沉细，可辨为太阴病。故证属少阳太阴合病。

《丹溪心法·六郁》云："气血冲和，万病不生，一有怫郁，诸病生焉。"脾胃为气机升降的枢纽，肝主疏泄，调畅一身气机。

柴芩温胆汤是在温胆汤基础上加了柴胡、黄芩两味药，可调节气机升降，化痰健脾，再加枳实、厚朴荡涤肠胃，故清阳之气升，中焦气机复。

达原饮证的病机为邪伏膜原，湿遏热伏。方用厚朴苦温燥湿、下气消痰，草果燥湿化浊、芳香辟秽，槟榔消谷利水、破气行痰，三药直达膜原，以宣利五脏六腑津气壅滞，能使秽浊之邪速溃。湿浊去则水道通，三焦理而气机畅，阳气不受湿遏，则胸痛、口干、口苦诸症已矣。患者胸痛，加入瓜蒌、薤白化痰理气宽胸。整首方以调理气机为主，气机升降出入正常则疾病愈矣。

# 第三章
# 脑系病证

—— 案例 1 ——

## 经方合治头痛 2 年案

患者，男，56 岁，因"头痛 2 年，加重 3 天"于 2021 年 12 月 10 日来诊。

患者诉 2 年前出现头痛，以胀痛为主，吃布洛芬等镇痛药可缓解，经过治疗后好转，每因熬夜而发作，在当地查头颅磁共振，动、静脉未见异常，经朋友介绍而来诊。刻诊：头痛，以两侧为主，胀痛，口干、口苦，心烦，纳、寐差，怕冷，便稀，不成形。舌淡、胖大，苔白，脉沉细。

**六经辨证：**厥阴太阴合病。

**拟方：**柴胡桂枝干姜汤、吴茱萸汤、四逆汤加减。

**方药：**柴胡 15g，桂枝 10g，干姜 12g，炙甘草 10g，天花粉 12g，生牡蛎 30g，生龙骨 30g，黄芩 10g，吴茱萸 20g，党参 15g，生姜 10g，大枣 10g，蒸附片 15g（先煎 1 小时）。7 剂，日 1 剂，水煎服。

**二诊（12 月 18 日）** 头痛有缓解，口干、口苦减轻，怕冷，便稀。舌淡、胖大，苔白，脉沉细。

**六经辨证：** 太阴病。

**拟方：** 四逆汤、吴茱萸汤、苓桂术甘汤加川芎。

**方药：** 蒸附片 30g（先煎 2 小时），干姜 30g，炙甘草 15g，吴茱萸 10g，党参 20g，茯苓 45g，苍术 30g，桂枝 10g，川芎 30g。7 剂，日 1 剂，水煎服。

＊ ＊ ＊

**三诊（12 月 26 日）** 头痛发作减少，近一周已不用服止痛药，怕冷好转，大便成形。舌胖大，苔白，脉沉细。

**六经辨证：** 太阴病。

**拟方：** 四逆汤、苓桂术甘汤加川芎。

**方药：** 蒸附片 15g（先煎 1 小时），干姜 15g，炙甘草 10g，茯苓 45g，苍术 30g，桂枝 10g，川芎 15g。7 剂，日 1 剂，水煎服。

患者未再复诊，后因咳嗽来诊，诉其头痛至今未发作。

**【按语】** 患者一诊的时候，以明显的阳虚水饮、浊阴占据阳位为主，口干、口苦，为水饮郁而化热的上热证，六经辨证考虑厥阴太阴合病，因为里虚明显，阳虚水饮，故予柴胡桂枝干姜汤、吴茱萸汤、四逆汤。

二诊时上热已经不显，太阴里虚尤为明显，去柴胡桂枝干姜汤，加大温阳化饮破阴浊的力量，予四逆汤、吴茱萸汤、苓桂术甘汤加川芎。

三诊时治疗渐入佳境，予四逆汤、苓桂术甘汤加川芎善后。

临床调理水饮上泛，头眩、胸胁支满，除投泽泻汤、苓桂术甘汤，常将二方合一，《金匮要略》茯苓泽泻汤就是二者的统一体。

其中以茯苓为君药，白术、泽泻居次要地位。茯苓我平时用量为30g/45g/75g，效果较好。

《伤寒论》第243条："食谷欲呕，属阳明也，吴茱萸汤主之。"

《伤寒论》第378条："干呕，吐涎沫，头痛者，吴茱萸汤主之。"

《金镜内台方议》曰："干呕，吐涎沫，头痛，厥阴之寒气上攻也。吐利，手足逆冷者，寒气内盛也；烦躁欲死者，阳气内争也。食谷欲呕者，胃寒不受也。此以三者之症，共用此方者，以吴茱萸能下三阴之逆气为君，生姜能散气为臣，人参、大枣之甘缓，能和调诸气者也，故用之为佐使，以安其中也。"

吴茱萸汤证在经方体系里属于太阴病，寒饮冲逆，清阳不升，浊阴不降。临床运用吴茱萸温化寒饮，降冲逆颇多，如治疗前庭偏头痛、眩晕、呕吐等。

## 案例 2

# 经方治疗高血压案

患者，男，50岁，因"发现血压增高4个月，头晕3个月"于2022年11月2日来诊。

患者诉4个月前发现血压增高，最高150/101mmHg，未服药治疗。3个月前出现头晕、头痛、头胀，无呕吐，自行服用一1片硝苯地平片，极不舒服，遂来诊。刻诊：头晕，头痛，头胀，纳可，能入睡，大便正常，无恶风怕冷，无口干、口苦。舌胖大、水滑、淡暗，脉弦滑、弦细。血压：160/98mmHg。

**六经辨证**：太阴病夹瘀、夹饮。

**拟方**：苓桂术甘汤、桂枝茯苓丸。

**方药**：茯苓45g，桂枝30g，白术20g，盐泽泻24g，炙甘草10g，丹皮10g，焯桃仁10g，赤芍15g，生龙骨45g，生牡蛎45g，牛膝45g。5剂，日1剂，水煎服。

耳尖、百会放血一次。

\* \* \*

**二诊**（11月8日） 患者服药后头晕减轻，但仍头胀如裹，有沉重感，血压变化不明显，纳差，身重。舌红，苔白腻，脉弦滑。

**六经辨证：**太阴病夹饮。

**拟方：**三仁汤、温胆汤。

**方药：**薏苡仁45g，杏仁10g，白蔻仁10g，竹叶6g，厚朴15g，姜半夏30g，滑石30g，通草10g，竹茹10g，陈皮15g，茯苓45g，枳壳10g。5剂，日1剂，水煎服。

\* \* \*

**三诊**（11月14日） 头晕、头胀减轻，自觉身轻，纳差好转，血压150/92mmHg。舌红，苔白腻，脉弦滑。守11月8日方，7剂，日1剂，水煎服。

\* \* \*

**四诊**（11月23日） 症状已不明显，血压140/90mmHg，自我感觉良好。舌红，苔白腻，脉弦滑。守11月8日方去滑石，调整薏苡仁为30g、姜半夏15g，加牛膝15g。7剂，日1剂，水煎服。

此后患者以上药加减间断隔天服用2个月左右，未服用降血压药物，血压稳定。

【按语】本案治疗高血压取得比较好的效果，原因有四：一是患者年轻，二是患者血压并不是特别高，三是患病时间不长，四是患者未服用降血压药物。

一诊考虑太阴病夹瘀、夹饮，予苓桂术甘汤、桂枝茯苓丸，症状改善不是特别明显。

二诊的时候水饮化热，湿浊内蕴，困阻中焦，清阳不升，浊阴不降，升降失常，用三仁汤、温胆汤清利湿热，宣畅三焦，清利头目。

三仁汤是临床运用较多的方剂之一，出自清代医家吴鞠通的《温病条辨·上焦篇》第43条："头痛恶寒，身重疼痛，舌白不渴，脉弦细而濡，面色淡黄，胸闷不饥，午后身热，状若阴虚，病难速已，名曰湿温。汗之则神昏耳聋，甚则目瞑不欲言，下之则洞泄，润之则病深不解。长夏、深秋、冬日同法，三仁汤主之。"该方主治的病名是湿温，主症为"头痛恶寒，身重疼痛，舌白不渴，脉弦细而濡，面色淡黄，胸闷不饥，午后身热，状若阴虚，病难速已"。

湿温的治疗特别强调两点：

一是忌汗、下、润，汗之则神昏耳聋，甚则目瞑不欲言；下之则洞泻；润之则病深不解。

二是三仁汤适应证广，可以普及运用，"长夏、深秋、冬日同法"。

在《方剂学》中三仁汤是治疗湿热初起，邪在气分，湿重于热的常用方剂。若汗、下、润，则湿蒙清窍，湿邪内渍，湿气胶滞。

吴鞠通认为"唯以三仁汤轻开上焦肺气，盖肺主一身之气，气化则湿亦化也"。其实三仁汤不单开肺气，还能很好地调达三焦气机，使邪气外出。

医家总结三仁汤的"宣上、畅中、渗下"六字真言，颇似和解少阳、祛除半表半里之邪的小柴胡汤证的治则，与"上焦得通，津液得下，胃气因和，身濈然汗出而解"之理相同，三仁汤称得上温病学中的小柴胡汤。

中医治疗高血压，辨证准确，可以得到比较好的效果。高血压的病理因素主要有三个方面，即气上冲、火上冲、水上冲。痰浊上逆，瘀血阻滞，肝气不疏，从而引起气机逆乱、气火上冲、痰湿上泛，结合经方的六经辨证，均可取得良效。我常用三仁汤、柴苓温胆汤、二陈汤、大柴胡汤合桂枝茯苓丸、苓桂术甘汤合泽泻饮、真武汤加龙牡、三四汤治疗，根据临床症候反应，辨证治疗，取得比较好的效果，而取效的关键在于中医辨证。

---
案例 3
---

# 治疗上热下寒头晕思考

患者，女，49 岁，因"反复头晕 10 年，加重 1 个月"于 2021 年 11 月 27 日来诊。

患者诉 10 年前出现头晕，经过治疗后好转。1 个月前头晕加重，感觉天旋地转，恶心、呕吐，无耳鸣，与位置改变有关，在其他医院就诊，症状改善不明显。刻诊：头晕，反复发作，有晕沉感，无恶心、呕吐，口干、口苦，牙龈肿痛，口臭，胃隐痛，胃胀，四逆，寐差。舌淡，苔白，脉沉细。

**六经辨证：** 太阴阳明合病。

**拟方：** 四逆汤、茯苓饮、泽泻汤、苓桂术甘汤、百合乌药汤加减。

**方药：** 蒸附片 15g（先煎 1 小时），干姜 15g，炙甘草 15g，党参 20g，茯苓 45g，白术 20g，桂枝 15g，盐泽泻 24g，天麻 30g，陈皮 30g，枳实 20g，百合 30g，乌药 30g。6 剂，日 1 剂，水煎服。

\* \* \*

**二诊（12月3日）** 患者头晕明显好转，胃痛、胃胀已，口干、口苦，口臭，牙龈肿痛，四逆症状好转，舌、脉同前。

**六经辨证：**太阴少阳合病。

**拟方：**四逆汤合苓桂术甘汤、泽泻汤、四逆散加减。

**方药：**蒸附片15g（先煎1小时），干姜10g，茯苓45g，白术30g，桂枝15g，炙甘草10g，盐泽泻20g，北柴胡15g，枳实15g，赤芍15g，天麻30g。4剂，日1剂，水煎服。

\* \* \*

**三诊（12月7日）** 头晕已经明显减轻，很少发作，无恶心、呕吐，无晕沉感，口干、不苦，牙龈肿痛明显减轻，无胃痛、胃胀，胃口好转，四逆症状明显好转，能入睡。舌淡，苔白，脉沉细。守12月3日方，4剂，日1剂，水煎服。

\* \* \*

**四诊（12月12日）** 头晕已经明显减轻，几乎不发作，昨日因为饮食、疫情等综合因素出现失眠，胃痛，难以入睡。四逆症状好转。舌淡红，苔白，脉沉细。守上方，6剂，日1剂，水煎服。

后患者介绍其同事来就诊，诉上症已。

**【按语】**患者头晕，呈晕沉感，无恶心、呕吐，舌淡，苔白，脉沉细，辨为太阴病；口干、口苦，牙龈肿痛，口臭，辨为阴阳病。水饮内停，上逆清窍，清阳不升，浊阴不降，故头晕；水饮内停于胃，阻滞气机，气机升降失常，故胃痛、胃胀。此处从脏腑气机角度看，肝随脾升，胆随胃降。亦可理解为为脾胃升降失常，胃火上炎，胆汁不循外道而溢，导致口干、口苦、口臭、牙龈肿痛。四逆，舌淡，苔白，脉沉细，辨为太阴里虚寒。阳气虚，不足以温煦四肢，故四逆；阳气不足，阳不入阴，加之水饮上扰心神，故寐差。整体辨证为太阴阳明合病，水饮内停，脾肾阳虚，气机升降失常，方选四逆汤、茯苓饮、泽泻汤、苓桂术甘汤、百合乌药汤加减。其中四逆汤温阳扶阳，温下焦虚寒；茯苓饮、泽泻汤、苓桂术甘汤，平冲降逆，利水化饮，升清降浊，恢复气机升降，加大剂天麻，息风止痉，平抑肝阳，祛风通络；百合乌药汤行气消痞，温胃止痛。

二诊时患者头晕明显好转，无胃痛、胃胀、口干、口苦、口臭，牙龈肿痛，四逆症状好转，舌脉同前。方用四逆汤合苓桂术甘汤、泽泻汤、四逆散加减。其中胃痛、胃胀已，可见胃中停饮，气机不畅症状改善，故去茯苓饮、百合乌药汤；但其仍有下焦虚寒、水饮上冲症状，故继续予四逆汤温下寒，苓桂术甘汤降冲逆、化浊阴；又因口干、口苦仍在，加之水饮郁滞气机，故合用四逆散和少阳、调气机。

三诊时头晕明显减轻，很少发作，口干、不苦，牙龈肿痛、四逆症状明显减轻，胃口改善，能入睡，舌淡，苔白，脉沉细，故守12月3日方治疗。

四诊时，患者诉头晕已经明显减轻，几乎不发作，但因为饮食、疫情等综合因素导致失眠，胃痛，难以入睡，四逆症状好转。舌淡红，苔白，脉沉细。继续守方治疗，后上症已。

"胃不和，则卧不安。"人们亦常言"民以食为天"。饮食、情志等方面因素常会影响睡眠，所以治疗上除了运用药物治疗，还需要调节生活习惯、饮食习惯。大家看到此案一诊时临床上的症状，可能会疑惑为什么有口干、口苦、口臭、牙龈肿痛这些明显的热证，却没有用清热药物，只是用了温下寒、化水饮、调气机的药物，但是二诊时患者的症状改善了，可见其上热主要是因为下虚寒，水饮内停而导致内生郁热。这告诉我们在临床上只要把主要矛盾解决了，病情亦可好转。但这些需要医者在临床上细细甄别，方能把握，要是临床上无法确定，亦可先投石问路，待二诊时再验证猜想。

## 案例 4

# 连珠饮治疗反复头晕 5 个月案

患者，女，43 岁，因"反复头晕 5 个月"于 2021 年 5 月 7 日来诊。

患者 5 个月前出现头晕，有晕沉感，经过中药、针灸治疗后症状缓解不明显。目前头晕，有晕沉感，乏力，面色㿠白，月经量少、有血块，无口干、口苦，无鼻塞流涕。舌淡润，苔白，脉沉细。

**六经辨证：**太阴病，血虚水饮，中气下陷，清阳不升，浊阴不降。

**拟方：**苓桂术甘汤、泽泻汤、升陷汤、四物汤加减。

**方药：**黄芪 60g，党参 20g，升麻 6g，柴胡 6g，当归 10g，白芍 15g，川芎 6g，熟地 12g，茯苓 75g，桂枝 30g，白术 30g，炙甘草 15g，盐泽泻 30g。5 剂，日 1 剂，水煎服。

\* \* \*

**二诊（5 月 13 日）**　患者诉头晕缓解，发作减少，仍乏力。

守 5 月 7 日方加仙鹤草 60g，7 剂，日 1 剂，水煎服。

　　5 月 30 日患者因其他原因就诊，诉服用上药后一周，头晕未见发作，整个人觉得精神不错，建议其平时服用八珍汤调理气血。

　　**【按语】**一诊时根据患者头晕，乏力，面色㿠白，月经量少、有血块，舌淡润，苔白，脉沉细，辨证为太阴病，水湿重，气血亏虚，因此在使用苓桂术甘汤治疗水饮上逆的基础上加了四物汤养血。四物汤合苓桂术甘汤为连珠饮，是治疗血虚水饮的常用方。血虚不能濡养清窍，血不利则为水，所以要养血利水，运用四物汤、苓桂术甘汤可以起到养血利水作用。泽泻汤主治饮停心下，胸中痞满，咳逆水肿，也有治疗头晕的功效。患者还有乏力，月经量少，考虑有气虚下陷，所以在此基础上加升陷汤，黄芪与当归配伍也有当归补血汤之意，从而取得了良好的效果。

　　二诊时患者症状好转，但仍乏力，因此加入了仙鹤草补虚治疗。

---

## 案例 5

# 经方治疗脑梗死 1 个月案

患者，女，66 岁，因"左侧肢体乏力 1 月余"于 2021 年 5 月 2 日来诊。

患者诉 1 个月前出现左侧肢体乏力，无昏迷，无恶心、呕吐，无抽搐，在本地医院经过急性期的处理后，症状稍微好转，目前服用阿司匹林、阿托伐他汀钙抗血小板，降脂稳斑治疗。刻诊：左侧肢体乏力、麻木，大便 3 天一次，口干、口苦，心烦，纳差，形体偏于中等，左侧上、下肢肌力 3 级。舌尖暗红，苔黄，口唇暗，舌下静脉曲张明显，脉弦细。

**六经辨证：**少阳阳明合病夹瘀。

**拟方：**大柴胡汤合桂枝茯苓丸。

**方药：**柴胡 20g，黄芩 15g，白芍 20g，半夏 10g，枳实 15g，生姜 10g，大枣 10g，丹皮 10g，茯苓 15g，桃仁 10g。7 剂，日 1 剂，水煎服。

另取大黄 10g、油桂 5g，泡水冲服，每次 100mL，保持大便通畅，每天 4~6 次，如大便稀烂明显，水样便，减少冲服次数。

百会、十宣放血。

* * *

**二诊（5月10日）** 患者服药后，每天保持 4 次大便，口干、口苦减，肢体仍乏力、麻木，胃口好转。舌淡红，苔白，脉沉细弱。

**六经辨证：**太阴病。

**拟方：**四逆汤合黄芪桂枝五物汤加减。

**方药：**蒸附片 30g（先煎 2 小时），干姜 30g，炙甘草 45g，黄芪 120g，桂枝 45g，白芍 45g，生姜 60g，大枣 20g，地龙 10g，水蛭 6g，蜈蚣 6g，全蝎 6g，当归 30g，赤芍 30g，泽泻 24g。7 剂，日 1 剂，水煎服。

患者服药后，肌力未见改变，建议继续服用，慢慢增加附子剂量，并根据症状调整方子。因为中间感冒过一次，用过柴胡桂枝汤，后继续服用，附子用到 90g。

治疗两个月后，患者下肢肌力恢复到 4+ 级，上肢肌力 4 级，基本能够自理，目前已经停药，脑梗死未再发。

**【按语】**在一诊的时候，按照六经辨证思路，考虑少阳阳明合病夹瘀比较明显，选用了胡希恕先生治疗中风的经验大柴胡汤合桂枝茯苓丸，同时改良了大黄、油桂的服用方法。

少阳阳明证解后，以太阴病气虚、脉络阻滞为主，这是我第一次运用大剂量附子治疗中风的思路，取得了比较好的效果。

---

## 案例 6

# 大柴胡汤合桃核承气汤治疗急性脑梗死案

　　患者，男，60 岁，因"左侧肢体乏力 4 天"于 2021 年 10 月 11 日来诊。

　　患者诉 4 天前出现左侧肢体乏力，无呕吐，无头痛、抽搐，未予重视及治疗，肢体乏力缓慢加重，遂来门诊治疗。门诊查磁共振提示右侧基底节区急性脑梗死，建议患者住院治疗，患者未同意，并要求中医治疗。刻诊：左侧肢体乏力，口干、口苦，大便 2 天未解，心烦，急躁。左侧肢体上、下肢肌力 2 级，左下腹压痛，血压 170/90mmHg。舌暗，苔黄腻，脉弦滑有力。

　　**六经辨证：**少阳阳明合病夹痰湿、瘀血。

　　**拟方：**大柴胡汤合桃核承气汤。

　　**方药：**柴胡 20g，黄芩 15g，白芍 15g，枳实 10g，姜半夏 15g，生姜 10g，大枣 10g，大黄 15g（后下），桂枝 10g，桃仁 10g，芒硝 3g（冲服），炙甘草 6g。3 剂，日 1 剂，水煎服。

百会、四神聪、十宣、耳尖放血。

\* \* \*

**二诊（10月14日）** 左侧肢体乏力，肌力改变不明显，大便每天4~6次，偏稀，口干、口苦减轻，急躁有所好转。舌暗，苔黄腻，脉弦滑。

**六经辨证：**少阳阳明合病夹痰、夹瘀。

**拟方：**大柴胡汤、桂枝茯苓丸、化痰通络汤。

**方药：**柴胡20g，黄芩15g，白芍15g，枳实10g，姜半夏15g，桂枝10g，茯苓20g，丹皮10g，桃仁10g，赤芍15g，橘红10g、枳壳10g、川芎10g，红花6g，远志10g，石菖蒲10g，丹参30g，蜈蚣6g，全蝎6g。7剂，日1剂，水煎服。

另取大黄10g、油桂5g，泡水冲服，每天保持3~6次大便。结合针灸，每天1次。

\* \* \*

**三诊（10月22日）** 患者可以缓慢拄拐行走，下肢肌力3级，无明显口干、口苦，无便干，血压150~160/80~90mmHg。舌淡暗，苔白，脉沉细。

**六经辨证：**太阴病，气虚血瘀。

**拟方：**补阳还五汤加减。

**方药：**黄芪120g，当归尾15g，赤芍15g，川芎10g，红花6g，桃仁10g，地龙10g，水蛭6g，蜈蚣6g，全蝎6g，茯苓30g，白术20g。14剂，日1剂，水煎服。

如便干或便秘，泡服大黄、油桂，保持大便通畅。

\* \* \*

**四诊（11月6日）** 患者左侧肢体肌力有所改善，肌力3+级，建议其在当地坚持针灸治疗。舌淡，苔稍腻，脉沉细。守上方加陈皮15g、竹茹15g、枳壳15g、姜半夏20g。14剂，日1剂，水煎服。为减轻患者经济负担，建议其一剂煮成900mL，分两天服用，每天3次，每次150mL。

\* \* \*

**五诊（12月4日）** 患者肌力进一步改善，肌力4级，上肢精细动作稍差，生活基本能够自理，守11月6日方治疗1个月。

2022年2月患者家属告知患者生活能够自理，已经脱离拐杖，余叮嘱其注意卒中的二级预防，控制好血压、情绪，调整睡眠及生活方式。

【按语】一诊时患者出现心烦、急躁、口干、口苦，辨证为少阳病。大便两天未解，辨证为阳明病。左下腹压痛，舌暗，苔黄腻，脉弦滑有力，考虑有痰湿、瘀血。选方为大柴胡汤合桃核承气汤。

二诊时仍辨证为少阳阳明合病夹痰、夹瘀，有湿热。但是患者大便次数增多，所以去掉了桃核承气汤。其余症状同上，故加入桂枝茯苓丸、化痰通络汤化痰除瘀血。

三诊时患者无明显口干、口苦，无便干，没有少阳阳明症状，下肢肌力3级，舌淡暗，苔白，脉沉细，辨证为太阴病，气虚血瘀。选方补阳还五汤加减，方中茯苓、白术健运中焦，利水化湿；全蝎、蜈蚣、地龙、水蛭祛风止痉，通络止痛。

止痉散，出自《流行性乙型脑炎中医治疗法》（河北人民出版社，1955年）。

组成：全蝎、蜈蚣各等份。

用法：每服1~1.5g，温开水送服，每日2~4次。

功效：祛风止痉，通络止痛。主治惊厥，四肢抽搐，舌淡红，脉弦；顽固性头痛、偏头痛、关节痛等。临床主要用于治疗破伤风、癫痫、面神经麻痹、三叉神经痛、小儿抽动秽语综合征、腰椎间盘突出症；也用于流行性脑炎、乙型脑炎、高热过程中发生的惊厥、抽搐等症。

地蛭丸，由水蛭和地龙各等份组成。水蛭味咸、苦，性平，有毒，功擅破血逐瘀。地龙味咸，性寒，清热止痉，平肝熄风，通经活络。二药配伍，增强活血破瘀之功，具有活血破瘀、降血压的功效。

四诊时患者症状有所改善，舌苔仍腻，加温胆汤化痰除湿治疗。

很多卒中患者第一次发病都能很好地康复，最怕的就是再次卒中，而且一次比一次严重，治疗起来颇为困难。

中风治疗往往比较复杂，需要时间比较长，急性期往往需住院治疗，住院治疗期间结合针刺、放血、中药烫熨、康复等综合治疗。

中风的预后取决于三点：

一是卒中的部位。如是脑干梗死或脑干出血，往往病情比较凶险，治疗颇为棘手，以保命为第一要务。

二是卒中的面积及出血量大小。大面积脑梗死或出血量大

（60~120mL），恢复所需时间往往比较久，致残率、致死率高。

　　三是能否及时治疗。很多患者由于对卒中缺乏认识（卒中患者神经功能损伤是渐进性加重的），总想等一等，看一看，最后错过了最佳治疗时间。

　　当然，后面的救治、康复也很重要。康复是一个漫长的过程，对于卒中患者及其家庭都是极大的一个考验，花费的时间成本、经济成本、护理成本都是很大的。

　　另外，卒中最有效的治疗时间是发病后6个月内，过了6个月，特别是在天气冷的地方，不想锻炼，关节、肌肉就会慢慢僵硬，出现疼痛，难以屈伸，患者会更加不想锻炼。过了6个月，治疗就会更加困难。

　　最后，卒中后容易出现焦虑、抑郁、情绪暴躁，家人的陪伴及理解至关重要。

---

案例 7

# 升陷汤治疗头晕、右侧肢体乏力案

---

患者，男，58岁，因"头晕、右侧肢体乏力1个月"于2022年10月19日来诊。

患者1个月前出现头晕、右侧肢体乏力，无肢体抽搐，无昏迷，无恶心、呕吐，2022年9月在本地某医院诊断为"急性脑梗死、椎动脉狭窄、脑动脉狭窄、高血压3级、2型糖尿病、高尿酸血症、枕大池蛛网膜囊肿"。经治疗，症状未见好转，依然头晕、肢体乏力。刻诊：头晕，右侧肢体乏力，行走不稳，气短，动则加剧，神志清，言语可，便秘。伸舌右偏，舌暗红，舌底静脉曲张明显，边有齿痕，苔白腻，寸、关脉弦滑，尺脉沉滑。血压140/98mmHg，右侧肌力4级，余肌力正常。

**六经辨证**：太阴病夹痰湿、瘀血，中气下陷。

**拟方**：升陷汤、桃红四物汤加减。

**方药**：黄芪90g，升麻5g，北柴胡5g，桔梗10g，党参

20g，丹参 30g，燀桃仁 10g，红花 6g，陈皮 20g，地黄 20g，酒川芎 10g，白芍 20g，当归 10g，姜半夏 20g，瓜蒌子 30g。7 剂，日 1 剂，水煎服。

同时结合针灸治疗。

\* \* \*

**二诊（10 月 27 日）** 患者自觉乏力改善，气短减轻，大便每天两次，偏烂，舌、脉同前。守上方，增加黄芪剂量至 120g，改白芍为赤芍 30g，加地蛭丸 3g（冲）、止痉散 3g（冲）。14 剂，日 1 剂，水煎服。

\* \* \*

**三诊（11 月 19 日）** 患者自行来院，诉气短乏力已不明显，大便每天两次，偶尔乏力，询问是否需要再服药巩固一下。我建议将上方做成丸剂，服用两个月。

2023 年 1 月 15 日患者因为新冠病毒感染咳嗽而就诊，说服用两个月的药物后基本没有症状了。嘱其坚持控制基础病，适当运动，保持情绪稳定，低盐、低脂饮食，早睡早起，勿熬夜，避免情绪激动。

**【按语】**一诊时患者头晕，右侧肢体乏力，行走不稳，气短，动则加剧，便秘，齿痕舌，尺脉沉滑，六经辨证为太阴病，中气下陷；舌暗红，舌底静脉曲张明显，说明有瘀血；苔白腻，寸、关脉弦滑，考虑有痰湿。选用升陷汤来补中气，桃红四物汤活血养血化瘀，瓜蒌可以治疗便秘、通腑。

二诊患者症状改善，在守方的基础上加止痉散、地蛭丸，增强活血通络的功效。

张锡纯的升陷汤是从补中益气汤变化而来，我的经验是在运用的时候加入大剂量仙鹤草，效果比较理想。

升陷汤，出自张锡纯《医学衷中参西录》，组方如下：生箭芪（六钱），知母（三钱），柴胡（一钱五分），桔梗（一钱五分），升麻（一钱）。

主治：胸中大气下陷，气短不足以息。或努力呼吸，有似乎喘。或气息将停，危在顷刻。其兼证，或寒热往来，或咽干作渴，或满闷怔忡，或神昏健忘，种种病状，诚难悉数。其脉象沉迟微弱，关前尤甚。其剧者，或六脉不全，或参伍不调。

我在临床中常用的剂量：生黄芪30~150g，知母10g，柴胡5g，桔梗10g，升麻3g。黄芪剂量多少主要根据每个患者不同的情况来确定，我有时会去掉知母，加大剂量仙鹤草，可至60~120g。

《神农本草经》载黄芪"味甘，微温。主痈疽久败疮，排脓止痛，大风癞疾，五痔，鼠瘘，补虚，小儿百病"。

升陷汤以黄芪为主药，因黄芪既善补气，又善升气，且其质轻松，中含氧气，与胸中大气有同气相求之妙。唯其性稍热，故以知母之凉润济之。柴胡为少阳之药，能引大气之陷者自左上升；升麻为阳明之药，能引大气之陷者自右上升；桔梗为药中之舟楫，能载诸药之力上达胸中。

我在临床中运用升陷汤的体会：

1.有大气下陷临床症状反应：气短，气不足以吸，动则加剧，如上楼梯时心悸气短会加重，同时伴有疲劳、乏力、身困。平时偶尔喘气费劲，必须用力深吸气才可，或仅有便意而无便，或总有下坠感觉，这些都是气陷的表现。

2.小便失禁，大便稀、不成形。

3.脉沉细、微弱、无力，特别是寸脉。

我在临床中最常用运用升陷汤加减的思路与合方：

1.四逆，手脚冷，大便稀，脉沉细，阳气虚，我常合四逆汤、小破格救心汤。

2.水饮上逆，头晕、头痛，合苓桂术甘汤。

3.舌苔有点厚腻，合温胆汤。

4.胸闷、胸痛，合瓜蒌薤白半夏汤、瓜蒌薤白桂枝汤、瓜蒌薤白枳实汤。

5.心衰，合破格救心汤。

6.有时会把偏凉性的知母去掉，加入人参或红参。

7.气随津脱，津血脱，加酒萸肉。

8.阴阳两虚，合合全真一息汤。

9.阳虚便秘，合济川煎。

## 案例 8

# 治疗一侧脑干出血、反复高热痰多案

患者，男，40岁，因"意识障碍伴右侧肢体乏力3个月"于2022年5月12日入院。

患者家属诉3个月前突发意识障碍，伴右侧肢体偏瘫，在当地查头颅CT提示脑干出血10mL，予手术治疗。术后出现反复高热，经过抗生素治疗，体温下降不明显，遂来诊，患者家属要求用中医方法治疗解决反复发热问题。刻诊：患者处于深昏迷状态，睁眼昏迷，呼之不应，肢体活动障碍，频发嗳气、呃逆，痰液黏稠，上半身汗出明显，下半身无汗出，汗出热不退。气管套管、胃管、尿管通畅在位。无肢体抽搐，无呼吸气促，大便失禁。外院提示：多重耐药菌感染。查体：体温39.2℃，脉搏75次/分，呼吸20次/分，血压120/82mmHg，睁眼昏迷，被动体位。舌象无法查看，脉沉细微。

**六经辨证**：太阴病夹痰。

**拟方**：破格救心汤加减。

**方药:** 熟附子 20g（先煎 90 分钟），干姜 15g，炙甘草 20g，檀香 15g，茯苓 45g，生白术 60g，红参 10g（焗服），三七粉 10g（冲服），生龙骨 45g，生牡蛎 45g，枳实 30g，姜半夏 20g。2 剂，水煎 450mL，分早、中、晚服用。

＊　＊　＊

**二诊（5 月 14 日）** 患者体温降至正常，呃逆、嗳气基本消失，处于睁眼昏迷状态，呼之不应，肢体功能障碍，痰液黏稠。气管套管、胃管、尿管固定通畅。脉沉细。守上方，增加熟附子剂量至 30g（先煎 2 小时），加石菖蒲、远志各 10g，鲜竹沥水 80mL（兑服）。2 剂，水煎 450mL，分早、中、晚服用。

＊　＊　＊

**三诊（5 月 16 日）** 患者无发热，无呃逆、嗳气，处于睁眼昏迷状态，呼之不应，肢体功能障碍，痰液黏稠减轻。气管套管、胃管、尿管固定通畅。脉沉细。守上方加胆南星 10g、天竺黄 15g，鲜竹沥水 80mL，兑服。

该患者最终出院的时候没能封管，但体征平稳，无发热、抽搐、痰多等症状。

【**按语**】六经辨证分析：患者初诊时高热，痰多，频发嗳气，呃逆频频，为热证实证；脉沉细微，为阴寒内盛，阳气脱散，急需回阳固脱，予益气扶正温阳法，运用破格救心汤加减温中祛寒，回阳救逆。四君子汤益气健脾，调后天之本。檀香行气，三七活血散瘀止血，二者共奏行气活血、止血散瘀之功。龙骨、牡蛎重镇降逆，合四逆汤重镇潜阳，此处运用到了温潜法。枳实、半夏行气化痰，降浊阴。

二诊时患者无发热，但仍处于睁眼昏迷状态，呼之不应，肢体功能障碍，痰液黏稠，脉沉细。继续守方治疗，同时加入远志、石菖蒲、鲜竹沥水化痰浊，远志、菖蒲又可以开窍醒神。

三诊时患者痰液黏稠减轻，守方加胆南星、天竺黄，增强清热化痰的功效。

患者反复高热，呃逆，使用气管套管，痰多，一派实证，仔细体会却不是，脉沉细微，阴寒内盛，阳气脱散，在外院已经用过抗生素，用过温胆、化痰通络清热等方法不行，且对抗生素不敏感，那么就转变思路，温阳扶阳固脱，降逆化痰，体温很快就降下来了。本案给我们感触很深，有些治疗方法必须亲自临床实践才能体会。

---

## 案例 9

# 引火汤治疗头痛案

患者，女，16岁，因"头痛1年"于2022年5月19日来诊。

患者诉1年前出现左侧偏头痛，胀痛，无恶寒发热，无肢体偏瘫，无颈项部不适，服用布洛芬止痛效果不明显，经过别人介绍而来诊。刻诊：左侧头痛，伴有头晕、恶心、呕吐，纳差，寐可，二便调。舌红，少苔，脉沉细。

**六经辨证：**阳明太阴合病。

**拟方：**引火汤加减。

**方药：**熟地90g，巴戟天15g，五味子10g，麦冬30g，茯苓30g，酒川芎30g。5剂，日1剂，水煎服。

＊ ＊ ＊

**二诊（5月25日）** 上症，头痛大减，几乎不发作，不用服用止痛药，无恶心、呕吐，舌红少苔，脉沉细，守上方5剂，日1剂，水煎服。

患者服药后上症未再发作。

**【按语】** 患者是一名高中生，因反复头痛而就诊，一诊时左侧头痛，同时伴有恶心、呕吐，纳差，似水饮上犯清窍所致，但是舌红，苔少，脉沉细，就不考虑是水饮，而是肾水不足引起的虚火上炎，故拟方为引火汤。

引火汤出自陈士铎的《辨证录》，其组成如下：熟地（三两），巴戟天（一两），茯苓（五钱），麦冬（一两），五味子（二钱）。

引火汤我在临床中运用比较多。我常用的另一个"引火下行"的方法是温潜法，即四逆汤用大剂量炙甘草、生牡蛎、生龙骨、生磁石、肉桂以土伏火，加入生三石（生龙骨、生牡蛎、生磁石）来更好地潜降雷龙之火。

若患者舌胖大、水润，苔白，伴虚火浮于上，口干、口苦，咽喉痛，扁桃体肿大，面疮，目赤，咳血，牙龈肿痛、出血，皮下出血，头痛、头晕，寸脉浮于上，尺脉细微/沉细、弱，又有下虚寒的表现，如下肢冷，夜尿多，大便稀，甚至完谷不化，有一切阳气浮亢于上的表现，就用温潜法。

# 第四章
# 脾胃系病证

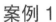

## 案例 1

# 另辟蹊径，治疗反复胃脘胀 15 年案

患者，男，47 岁，因"反复胃脘胀 15 年"于 2023 年 3 月 11 日来诊。

患者诉 15 年前出现胃脘胀满，特别是饭后少量进食都会胀闷不适，在当地查胃镜，提示慢性胃炎，反复服用中药、西药，症状缓解不明显。后出现失眠、焦虑，又服用抗焦虑药、镇静催眠药，焦虑、失眠减轻，但是反复胃脘胀，经人介绍来诊。刻诊：胃脘胀闷，口干、口苦，时有干咳，胃脘痛，站立可缓解，纳可，大便正常，寐可。舌淡润，苔厚腻微黄，脉沉细。

**六经辨证：** 太阴病，湿热弥漫三焦。

**拟方：** 三仁汤、达原饮加减。

　　**方药**：薏苡仁 60g，焯苦杏仁 10g，豆蔻 10g，滑石粉 30g（布包），姜半夏 15g，姜厚朴 30g，淡竹叶 10g，槟榔 15g，草果 15g，茵陈 15g，枳壳 15g，陈皮 30g。5 剂，日 1 剂，水煎服。

＊　＊　＊

　　**二诊（3月16日）**　胃脘胀已不明显，口干、口苦减轻，时有咳嗽，有痰。舌淡红，苔厚腻微黄，脉沉细。守上方加佩兰、广藿香各 15g。5 剂，日 1 剂，水煎服。

　　4月13日患者因其他病来诊，告知上症已。

　　**【按语】**一诊时患者口干、口苦，辨证为少阳病；胃胀，舌淡润，苔厚腻微黄，脉沉细，辨证为太阴病。按照六经辨证应选择柴桂姜、泻心汤、茯苓饮之类的方，但本案没有用到，因为患者已经反复胃脘胀15年了，多次治疗未愈。看舌象，苔厚腻微黄，主要还是湿热盘踞于三焦，邪气郁伏于膜原，三焦不通，使用温补、清热的方法都不行。于是我选用了三仁汤、达原饮，没有想到效果出奇的好。

　　二诊时患者症状缓解，加入了藿香、佩兰芳香化湿。

　　我在临床中运用三仁汤和达原饮治疗发热、内科杂病，取得了不俗的效果。三仁汤出自《温病条辨》，由杏仁、白蔻仁、薏苡仁、厚朴、半夏、通草、滑石、竹叶组成。治以清热解毒、芳化淡渗为法。方用杏仁宣降肺气，启上闸以开水源，合行气的厚朴疏畅气机，使上焦津气畅行无阻；白蔻仁、半夏芳化燥湿，醒脾利气，恢复中焦运化；薏苡仁、滑石、通草甘淡渗湿，通调下焦，祛已停之湿；竹叶、滑石清热利湿。上药合而用之，具有清热除湿的功效。

我在临床中运用三仁汤的体会：三仁汤适用于湿温初起，邪留气分，湿胜热微，头痛恶寒，身重疼痛，面色淡黄，胸闷不饥，午后身热，舌白不渴，脉弦细而濡者。

达原饮出自《瘟疫论》，由槟榔、厚朴、草果、知母、黄芩、白芍、甘草组成。治以辟秽化浊、宣透膜原为法。

主治：瘟疫初起，邪在膜原，症见憎寒壮热，或一日2~3次，或一日1次，发无定时，胸闷呕恶，头痛烦躁，舌红，苔如积粉，扪之燥涩，脉弦数。

## 案例2

# 反复右下腹胀痛1年，2剂而愈

患者，女，63岁，因"反复右下腹胀痛1年，再发1个月"于2022年9月26日来诊。

患者诉1年前无明显诱因出现右下腹胀痛，曾在外院诊疗，效果不佳，后来我院诊疗（具体不详），症状改善。1个月前进食红薯后出现右下腹胀痛，曾自行服药（具体不详），效果不佳。为求中医药诊疗，特来诊。既往有高血压、高血脂、脑梗死病史。刻诊：右下腹胀痛，有压痛，矢气多，胃胀，纳差，腰部胀闷，右下肢乏力、抽筋，口干，无口苦，无恶风怕冷。难入睡，每晚只能入睡1~2小时。小便正常，大便干，2~3天一次。易紧张。舌淡红、胖大，中后苔白腻，中间有裂痕，脉沉，关脉滑。

**六经辨证：**太阴病，胃虚水饮，燥湿相济，气机郁滞。

**拟方：**茯苓饮加减。

**方药：**陈皮30g，枳壳20g，厚朴30g，党参20g，茯苓

45g，百合 30g，白芍 15g，生姜 10g，木香 15g，郁金 15g。2 剂，日 1 剂，水煎服。

2023 年 6 月 13 日患者因头胀痛来诊，诉说已无下腹胀痛。

【按语】分析患者病情，太阳、少阳、阳明、少阴病都不明显，那么就只剩下了太阴病。再看舌、脉，舌淡红、胖大，中后苔白腻，中间有裂痕，脉沉，关脉滑，都是一派寒湿水饮之象，确定为太阴病，选择《金匮要略·痰饮咳嗽病脉症并治第十二》附方《外台》茯苓饮治疗，加入厚朴理气消胀，百合益气滋阴，木香行气、止痛、和胃、健脾、助消化，郁金行气解郁、活血止痛。木香、郁金合用，名为"颠倒木金散"，是治疗肝气郁滞常用方。

茯苓饮是我在临床中常用的一首方。《外台》茯苓饮治心胸中有停痰宿水，自吐出水后，心胸间虚，气满不能食，消痰气，令能食。

《外台》茯苓饮方：茯苓、人参、白术各三两，枳实二两，橘皮二两半，生姜四两。上六味，水六升，煮取一升八合，分温三服，如人行八九里进之。

冯世纶老师认为本方是橘皮枳实生姜汤加健胃的人参，利尿的茯苓、白术，故治橘皮枳实生姜汤证心下宿硬、小便不利或有停饮者。

我在临床中用本方治疗胃虚痞，陈皮用到 30g。如虚寒明显，可合附子理中汤，这是我常用的一个思路。有些患者里虚寒明显，合附子后，增强胃动力，化水饮的力量增强。这段时间我治疗了几个呃逆、嗳气的患者，用这个思路均取得比较好的效果。

从六经辨证来看，《外台》茯苓饮证属于太阴病。太阴病病机为里虚寒，机体功能下降而水液代谢敷布失常，停聚于心胸而成痰饮水湿，阻碍胸中气机，影响肺气宣降，表现为咳痰咳喘等呼吸系统常见症状。

《外台》茯苓饮主治病证应以太阴病里有水饮、水气郁结为主。症状表现为胃脘胀满不适，胸闷气短，咳痰咳喘等。正如条文中所谓"心胸间虚，气满不能食"，病因在于"心胸中有停痰宿水"。所以治法为"消痰气"，条文虽然简约，但病因、病机、治法一应俱全，值得细细体会。

太阴病本质为里虚寒证，治疗当以温中为主。

《伤寒论》第277条："自利不渴者，属太阴，以其脏有寒故也，当温之，宜服四逆辈。"

从《外台》茯苓饮方药来看，人参、白术、茯苓健脾利湿，有四君子汤之意；枳实、橘皮行气运脾，生姜辛温开胃健脾，符合"当温之"的治法。方有异功散之意，在健脾的基础上注重脾胃气机的流通，生姜、陈皮、枳实行气开郁，调达脾胃气机。

---

## 案例 3

# 反复胃痛 17 年，三四汤治疗有奇效

患者，女，32 岁，因"胃脘痛 17 年"于 2022 年 2 月 15 日来诊。

患者诉 17 年前出现胃痛，饮食后疼痛加重，以隐痛为主，饭后要定定地坐着，做家务、行走则胃痛加重。此后反复在南宁治疗，胃镜提示慢性非萎缩性胃窦炎伴糜烂，服用中药、西药治疗，并在胃镜下治疗胃体息肉，症状未见好转。刻诊：胃隐痛，以胃脘下为主，失眠，难以入睡，无口干、口苦，心烦易怒，无胸胁苦满，大便黏，无明显四逆，痛经，月经周期规律，月经有血块，色暗红。舌淡红，苔中裂厚腻，脉沉细无力。

**六经辨证：**厥阴病。

**拟方：**三四汤加减。

**方药：**炒附片 15g（先煎 1 小时），干姜 10g，炙甘草 15g，党参 20g，茯苓 30g，白术 20g，北柴胡 15g，枳实 15g，白芍 15g，赤芍 15g，百合 30g，乌药 30g，小茴香 10g，郁金 10g，

生龙骨 45g，生牡蛎 45g。5 剂，日 1 剂，水煎服。

\* \* \*

**二诊（2月22日）** 药后心口疼痛，口中难受，难入睡，心烦易怒，无胸胁苦满，大便黏。舌淡红，苔中裂，苔中后腻，脉沉细无力。守上方加神曲 20g、麦芽 20g、山楂 15g。3 剂，日 1 剂，水煎服。

\* \* \*

**三诊（2月25日）** 上症，胃痛缓解不明显，睡眠好转，胸闷，饭后胃痛明显。舌淡，苔中裂、厚腻微黄，脉沉细。守 2 月 22 日方，加竹茹 15g、陈皮 30g、白芍 20g、蒲公英 20g。5 剂，日 1 剂，水煎服。

\* \* \*

**四诊（3月2日）** 胃痛缓解，胸闷减，睡眠好转，舌淡，苔厚腻，脉沉细。守 2 月 25 日方，去神曲、麦芽、山楂，加佩兰 15g、藿香 15g。5 剂，日 1 剂，水煎服。

\* \* \*

**五诊（3月5日）** 上症，胃痛已经明显减轻，胸闷几乎不发作，时有恶心，能入睡，口酸，舌苔腻，脉沉细。

**六经辨证：**厥阴太阴合病。

**拟方：**三四汤合温胆汤加减。

**方药：**炒附片 20g（先煎 1 小时），干姜 20g，炙甘草 30g，党参 20g，茯苓 30g，白术 20g，北柴胡 15g，枳实 15g，白芍 15g，赤芍 15g，百合 30g，乌药 30g，小茴香 10g，郁金 10g，生龙骨 45g，生牡蛎 45g，竹茹 15g，陈皮 30g，白芍 20g，蒲公英 20g，佩兰 15g，藿香 15g。5 剂，日 1 剂，水煎服。

＊＊＊

**六诊（3月11日）** 上症，胃痛减，时有恶心、胸闷，能入睡，口酸减，舌淡，苔白，脉沉细。守3月5日方加砂仁15g。5剂，日1剂，水煎服。

＊＊＊

**七诊（3月16日）** 上症，胃痛明显减轻，无胸闷，口酸已，手脚热，噩梦多，难以入睡。舌淡，苔中后腻，脉沉细。

**六经辨证：**厥阴太阴合病。

**拟方：**三四汤合温胆汤加减。

**方药：**炒附片20g（先煎1小时），干姜20g，炙甘草30g，党参20g，茯苓30g，白术20g，北柴胡15g，枳实15g，白芍20g，百合30g，乌药30g，小茴香10g，郁金15g，生龙骨45g，生牡蛎45g，竹茹15g，陈皮30g。5剂，日1剂，水煎服。

＊＊＊

**八诊（3月22日）** 上症，已无胃痛，无反酸，无手脚热，能入睡，梦多，脉弦细沉，舌淡，苔白腻。守3月16日方，5剂，日1剂，水煎服。

患者服药后，诸症痊愈，临床效果满意。

**【按语】**一诊时患者心烦易怒，有上热、气机郁滞的表现，大便黏，痛经，苔中裂、厚腻，脉沉细无力，考虑为太阴病；月经有血块，色暗红，有血瘀的表现，总体辨证为厥阴病。患者又有气机的郁滞，因此选择三四汤来治疗，加入了百合、乌药行气止痛，郁金疏泄气机，小茴香散寒止痛。

二诊时患者诉服药后出现心口痛，苔中厚腻，考虑为食积堵塞中焦，中焦气机不畅所致，守上方加入神曲、麦芽、山楂消食化积滞，同时山楂还可以活血散瘀。

三诊时患者舌苔仍然厚腻微黄，痰湿阻滞，郁而化热，守方加竹茹、陈皮行气化痰，取温胆汤之意化痰湿。加大了白芍的剂量缓急止痛，蒲公英清热除湿。

四诊诸症减轻，但是舌苔未退，去山楂、神曲、麦芽，加入芳香化湿的藿香、佩兰。

五诊时进一步改善，加大四逆汤的剂量，增强温化作用。

六诊时患者诉恶心比较明显，加入砂仁理气和胃。

七诊时患者诸症大减，去蒲公英、藿香、佩兰、砂仁等药，守方治疗。

三四汤由四逆汤、四君子汤、四逆散及三生石组成，主治病因病机为脾肾阳虚、肝气郁结，气机不畅。临床中用于神志疾病如焦虑、失眠、抑郁，以及内科、妇科杂症，具有比较好的效果。

四逆汤由附子、干姜、炙甘草组成，具有温中、回阳、救逆的功效。患者临证多有脉沉细无力，四逆，便溏，尿频，舌质胖大、水滑的表现。

四君子汤由人参、白术、茯苓、甘草组成，具有补气、健脾胃的功效。脾胃为后天之本，脾胃虚弱、运化失司、气血生化不足，则见气短乏力、面色萎黄、食欲不振等症。

四逆散由柴胡、枳实、芍药、甘草组成，是疏肝理气、解郁通阳的有效方剂。

四逆汤、四君子汤合用，意在顾护先天、后天两本；四逆散疏肝解郁，调畅气机，肝、脾、肾三脏同调。三四汤可用于治疗全身多个系统的疾病，效果良好。

— 案例 4 —

# 治疗胃痛反酸，多囊卵巢也好了

患者，女，38岁，因"胃痛反酸1年"于2022年4月25日来诊。

患者1年前出现胃痛、反酸、胃胀，经过检查确诊为胃溃疡，治疗后症状改善，但是反复发作，无口苦，尿多，大便稀，纳少，四逆，恶寒，反酸。舌淡，苔白，脉沉细。既往有多囊卵巢综合征病史。

**六经辨证：**太阴病。

**拟方：**附子理中汤合百合乌药汤加减。

**方药：**蒸附片15g（先煎1小时），党参20g，干姜15g，麸炒苍术20g，炙甘草15g，百合30g，乌药10g，赤石脂30g。5剂，日1剂，水煎服。

\* \* \*

**二诊（5月1日）** 上症，无胃痛，无反酸，无胃胀，恶寒好转，大便好转，纳可，咽喉有痰。舌水润，苔白，脉沉细。守上方，去赤石脂，加半夏厚朴汤，拟方如下：蒸附片15g（先煎1小时），党参20g，干姜15g，麸炒苍术20g，炙甘草15g，百合30g，乌药10g，陈皮15g，厚朴15g，苏梗10g，姜半夏20g。5剂，日1剂，水煎服。

\* \* \*

**三诊（5月7日）** 上症，无胃痛，咽喉无痰，偶有反酸，大便硬，纳差，怕冷。舌淡润，苔白，脉沉细弱。守5月1日方加减，方药如下：蒸附片15g（先煎1小时），党参20g，干姜15g，麸炒苍术20g，炙甘草15g，百合30g，乌药10g，陈皮30g，代赭石20g，瓦楞子15g，浙贝母15g，木香15g，郁金15g。4剂，日1剂，水煎服。

\* \* \*

**四诊（5月12日）** 上症，怕冷好转，反酸欲呕，夜间偶有胃闷痛，晨起口干、口苦，大便干结难解、色黑，纳、寐差。舌淡润，苔白，脉沉细弱。守5月7日方加四逆散，方药如下：蒸附片15g（先煎1小时），党参20g，干姜15g，麸炒苍术20g，炙甘草15g，百合30g，乌药10g，陈皮30g，代赭石20g，瓦楞子15g，浙贝母15g，木香15g，郁金15g，北柴胡15g，枳壳15g，白芍30g。7剂，日1剂，水煎服。

\* \* \*

**五诊（5月20日）** 上症，已经明显改善，晚上睡觉时有胃气上冲，大便先稀后成形，稍口干，月经不调，月经量少，周期推后，半年来潮一次。舌淡，苔白，脉沉细。守5月12日方加左金丸：黄连6g，吴茱萸10g。3剂，日1剂，水煎服。

**＊ ＊ ＊**

**六诊（5月25日）** 上症，胃已不痛，大便正常，月经量增多，月经周期正常。偶有胃气上冲，晨起口渴，月经推后。舌淡润，苔白，脉沉细。守5月20日方，调整剂量，并加竹茹15g，方药如下：蒸附片20g（先煎1小时），党参20g，干姜20g，麸炒苍术20g，炙甘草30g，百合30g，乌药10g，陈皮30g，代赭石20g，瓦楞子15g，浙贝母15g，木香15g，郁金15g，北柴胡15g，枳壳15g，白芍30g，黄连片6g，吴茱萸10g，竹茹15g。4剂，日1剂，水煎服。

8月8日患者因感冒来诊，诉上症已愈，并且诉既往有多囊卵巢综合征。而7月5日彩超未见卵巢异常。

**【按语】**患者主要表现为胃痛，反复发作，从临床症状反应不难辨出太阴病，脾胃虚寒，水湿痰饮，所以首诊以附子理中汤为主，合百合乌药汤。二诊加半夏厚朴汤治疗痰饮上逆。三诊偶有反酸，在二诊方基础上加减。四诊少阳证明显，合四逆散。五诊胃气上冲，加左金丸。六诊加竹茹，化痰湿、降逆。

本案治疗的过程比较长，也收到比较好的效果。令人惊喜的是，在调治胃病过程中，月经也恢复正常，复查彩超已经没有多囊卵巢。

百合乌药汤出自陈修园《时方歌括》。原方主治"心口痛，服诸药不效者，亦属气痛"。原方组成：百合一两，乌药三钱。重在通气和血，用于胃脘痛或痞塞不和，但无吞酸烧心者，此方平和而效捷。

左金丸是治疗胃脘嘈杂烧心的良方，有很好的消炎作用。

组成：吴茱萸，黄连。

功效：疏肝清热，制酸止痛。

主治：胃及十二指肠炎症、溃疡，幽门螺杆菌阳性，临床有胃痛、呕吐、泛酸等症者。

## 案例 5

# 乌梅丸治疗便稀 1 年案

患者，女，42 岁，因"大便稀烂 1 年"于 2022 年 8 月 31 日来诊。

患者 1 年前无明显诱因出现大便稀烂，呈墨绿色，每天 1~2 次，易疲劳，易怒，难入睡，怕冷，无腹痛、腹胀、里急后重症状，曾就诊于我院门诊口服中药治疗，治疗后疲劳、睡眠改善，仍大便稀烂，故来诊。刻诊：大便稀烂，呈墨绿色，每天 1~2 次，易疲劳，易怒，怕冷，口干不欲饮，饮食易饱。舌红，苔中黄腻，脉沉细。

**六经辨证：**厥阴病，上热下寒，寒热夹杂。

**拟方：**乌梅丸。

**方药：**乌梅 20g，蒸附片 10g（先煎半小时），干姜 6g，细辛 3g，花椒 3g，当归 10g，肉桂 6g，黄连片 10g，黄柏 6g，党参 10g。7 剂，日 1 剂，水煎服。

\* \* \*

**二诊（9月7日）** 大便稀烂好转，怕冷，口干不欲饮，饮食易饱。舌红，苔中黄腻，脉沉细。守上方，增加蒸附片剂量至15g（先煎1小时），加苍术30g。7剂，日1剂，水煎服。

此后患者外出广东，微信随访，诉大便已经基本成形，因为不方便煮中药，建议她服用一段时间理中丸。

后再微信随访，诉有时因为喝酒及冷饮，大便会不成形，其他时间已经基本无碍。

**【按语】** 一诊时患者大便稀烂，呈墨绿色，每天1~2次，易疲劳，怕冷，口干不欲饮，饮食易饱，脉沉细，一派下焦虚寒之象；易怒，舌红，苔中黄腻，考虑有上热，辨证为厥阴病，上热下寒，而乌梅丸正在是治疗厥阴病、久泻的首选方。

二诊时患者症状好转，守方加大了蒸附片的剂量，增强温化的效果，同时加入苍术燥湿止泻。

根据药物组成及《伤寒论》，乌梅丸证在六经辨证里辨为厥阴病更为合适，那为什么不辨为阳明太阴合病呢？

先看《伤寒论》第326条："厥阴之为病，消渴，气上撞心，心中疼热，饥而不欲食，食则吐蛔。下之，利不止。"该条文意思是厥阴病属于半表半里的阴证，由于寒饮停滞于半表半里，不像表证、里证可采用汗、吐、下等法治之，让邪有出路。寒饮停滞半表半里的时间长了就会郁久化热，呈现出一种上热下寒的表现，寒饮上迫故自觉气上撞心、心中疼热，蛔虫恶寒迫于上膈，故饥而不欲食，食则吐蛔。如再误用下法治之，则可转太阴病。

再看《伤寒论》第 329 条："厥阴病，渴欲饮水者，少少与之，愈。"该条文说厥阴病属于阴证，但也会出现渴的症状，且饮水较少，不是真正的阳明大热之渴，而是由于寒饮郁久化热造成的渴。

# 案例 6

# 反复腹泻 2 个月，5 味中药治愈

患儿，女，14 岁，因"腹泻 2 个月"于 2023 年 10 月 11 日来诊。

患者 2 个月前出现腹泻，每天 10~15 次，水样便，在当地输液治疗，服用中药，症状未见好转。刻诊：腹泻，一天 10 次以上，量不多，腹痛即想腹泻，泻后腹痛减轻，腹痛以上腹部为主，近几日间断性发热。舌尖红，苔白，脉沉细。

**六经辨证：**厥阴病。

**拟方：**乌梅丸加减。

**方药：**乌梅 30g，蒸附片 10g（先煎半小时），干姜 6g，细辛 3g，花椒 3g，当归 10g，肉桂 6g，黄连片 10g，黄柏 6g，党参 10g，葛根 30g。7 剂，日 1 剂，水煎服。

\* \* \*

**二诊（2023 年 10 月 21 日）** 腹痛较前减轻，腹泻每天 5~6 次，腹痛后即腹泻，无发热，手脚冷，痛经。舌尖红，苔白，脉沉细。

**六经辨证**：太阴病。

**拟方**：附子理中汤加减。

**方药**：蒸附片20g（先煎1小时），干姜15g，炙甘草30g，麸炒苍术45g，党参20g。4剂，日1剂，水煎服。

* * *

**三诊（11月13日）** 患者来诊调理月经问题，诉服上方后腹痛腹泻消失。

【按语】患者一诊时以腹痛腹泻为主症，根据六经辨证思路，腹痛腹泻，一天10次以上，量不多，苔白，脉沉细，考虑为下虚寒。上腹部间断性发热，舌尖红，考虑为上热，整体辨证为厥阴病。患者主症为腹泻，故选用乌梅丸来温补脾肾、清热止泻。方中黄连、黄柏清肠道湿热；黄连、乌梅入大肠经，能止泻止痢，二者合用增强止泻之功；党参、干姜、附子、肉桂温中补虚化寒湿，解决脾肾阳虚的根本；党参、当归益气养血，扶助正气；花椒、附子、细辛散寒止痛，并在此基础上加上葛根以升阳止泻。

二诊时患者无发热，腹痛较前减轻，腹泻每天5~6次，腹痛后即腹泻，手脚冷，痛经，舌尖红，苔白，脉沉细，辨证为太阴病，选用附子理中汤进行治疗；患者大便次数多、偏稀，故易白术为苍术，增强燥湿止泻之功效。

附子理中汤出自《太平惠民和剂局方》卷五。

功效：温阳祛寒，益气健脾。

主治：脾胃冷弱，心腹绞痛，呕吐泄利，霍乱转筋，体冷微汗，手足厥寒，心下逆满，腹中雷鸣，呕哕不止，饮食不进，以及一切沉寒痼冷。

方解：本方病机乃脾胃阳虚寒盛，治宜温阳祛寒，益气健脾。方中附子温阳散寒，伍以干姜温运中焦；人参、白术、炙甘草益气健脾燥湿，促进脾阳健运。诸药合用，中阳重振，脾胃健运，恢复升清降浊机能。

----------- 案例 7 -----------

# 大便难解 2 周，从太阴而解

患者，女，34 岁，因"大便难解 2 周"于 2023 年 7 月 25 日来诊。

患者诉 2 周前出现大便难解，一周 1 次大便，无腹胀，口服益生菌，行中医督脉灸治疗，症状未见缓解，遂来诊。刻诊：大便难解，一周 1 次，无腹胀，口干，无口苦。舌淡紫，苔白，脉沉细弱、无力。

**六经辨证：**太阴病。

**拟方：**四逆汤合茯苓饮。

**方药：**蒸附片 15g（先煎 1 小时），干姜 15g，炙甘草 30g，茯苓 30g，生白术 120g，当归 15g，枳实 20g，酒苁蓉 30g，姜厚朴 15g。2 剂，日 1 剂，水煎服。

\* \* \*

**二诊（7 月 28 日）**　头晕，头部昏沉感，怕冷，寐差，大便难解，每日一解，小便黄。舌淡、胖大，苔白腻。守上方，加桂枝 15g、盐泽泻 24g、生龙骨 30g、生牡蛎 30g。3 剂，日 1 剂，水煎服。

8 月 28 日患者因其他病症来诊，诉上症已愈。

**【按语】**本案患者便秘，无明显腹胀，腹痛，脉沉，为太阴便秘，故重用生白术。便秘，不单是阳明病，临床所见太阴便秘亦多，所以我在临床上一直以重用生白术为法，加强大肠传导功能恢复，以润为主，使症状得以一一改善。

重用白术（60~150g），润肠通便，又能健脾益气。

生白术具有通便作用，并非适合一切便秘之症，根据生白术的性味、功效特点，我个人认为其只适用于气虚便秘或脾虚湿阻、腑气不通之便秘。

关于生白术通便时的剂量问题，现大多趋于重用，如魏龙骧老中医的经验是少则一二两，重则四五两。《百味草药妙方》及《常见中药效验新用》皆载生白术通便时的量为 30~60g。我常用 30~120g。生白术对儿童便秘效果也很好，我常用 18~45g。

总之，运用白术通便，一要生用，二要重用，三要辨证而用，四要对部分顽固性便秘"对症"使用。

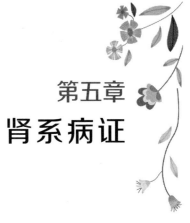

# 第五章
# 肾系病证

## 案例 1

## 真武汤、鸡鸣散治疗水肿案

患者，女，42岁，因"双下肢浮肿1周"于2023年9月25日特地从美国回来就诊。

患者1周前无明显诱因发现双下肢凹陷性浮肿，平日气短乏力，服药后症状无明显改善，为求进一步治疗，遂来就诊。刻诊：双下肢浮肿，鼻塞流涕，右侧胸部稍痛，偶有心悸，口苦、口干，平日气短乏力，无发热，无咽喉疼痛。舌淡暗、边有齿痕，苔黄腻，脉沉细。

**六经辨证：**少阴太阴合病，水湿内停。

**拟方：**真武汤、鸡鸣散。

**方药：**蒸附片15g（先煎1小时），生姜20g，茯苓75g，白术30g，白芍30g，槟榔15g，陈皮10g，木瓜20g，吴茱萸

6g（开水洗7次），苏叶10g，桔梗10g。5剂，日1剂，水煎服。

结果：患者服药后双下肢浮肿消退，无发热，无鼻塞流涕，无咽喉疼痛。

【按语】本案运用真武汤、鸡鸣散治疗水肿，取得了良好的效果。

患者双下肢浮肿，鼻塞流涕，无发热，脉沉细，辨证为少阴病。平日气短乏力，舌淡暗、边有齿痕，辨证为太阴病。

真武汤，又名玄武汤，具有温阳利水、健脾蠲饮的功效。其中，茯苓淡渗利水，主治心下动悸；白术健脾去湿，主治小便不利；附子辛温燥热，可以温通十二经络，有振奋元阳、除痹止痛的作用；生姜止呕散饮，祛寒健胃；白芍滋阴利水，和营除痹。这五味药互相配伍，互相牵制，不但可以协同发挥温阳利水、健脾蠲饮的功效，而且避免了彼此的副作用。

鸡鸣散组成：槟榔七枚，陈皮（去白）、木瓜各一两，吴茱萸二钱，苏叶三钱，桔梗、生姜（和皮）各半两。上咬咀，只作一遍煎，用水三大碗，慢火煎至一碗半，去滓，再入水二碗煎滓，取一小碗，两次药汁相和，安置床头，次日五更，分作三五服，只是冷服，冬月略温服亦得。此药不是宣药，并无所忌。用于行气降浊，宣化寒湿。主治湿脚气，足胫肿重无力、麻木冷痛，恶寒发热，或挛急上冲，甚至胸闷泛恶。亦治风湿流注，足痛不可忍，筋脉浮肿。

方中以槟榔为君药，质重下达，行气逐湿。木瓜舒筋活络，并能化湿；陈皮健脾燥湿，更能理气，二者共为臣药。佐以苏叶、桔梗宣通气机，外散表邪，内开郁结；吴茱萸、生姜温化寒湿，降逆止呕。诸药相合，祛湿化浊，宣通以散邪，温化寒湿，行气开壅。但总以宣通为要，适用于湿脚气而偏寒者。

---

案例 2

# 双下眼睑肿胀，12 剂已

患者，女，30 岁，因"双下眼睑肿胀 6 天"于 2022 年 10 月 18 日来诊。

患者诉 6 天前出现双下眼睑肿胀，无恶寒发热，无恶心、呕吐，当时没有在意，未治疗，自觉眼睑肿胀加重，经人介绍来诊。刻诊：双下眼睑肿胀，右上腹痛，胸闷心烦，口干、口苦，无恶风怕冷，无下肢水肿，大便正常，眠可。月经周期正常，行经期头右侧、后颈、右肩痛，无痛经，月经量少、有血块。舌瘦小，舌尖边红，苔薄白，脉沉细。

**六经辨证：**少阳太阴合病夹瘀血，气机郁滞，血虚水饮。

**拟方：**四逆散合当归芍药散加减。

**方药：**北柴胡 15g，枳实 15g，炒白芍 15g，炙甘草 10g，当归 12g，酒川芎 20g，茯苓 30g，盐泽泻 24g，白术 15g，黄芪 45g，桂枝 20g。7 剂，日 1 剂，水煎服。

\* \* \*

**二诊（10月26日）** 上症，双下眼睑无明显肿胀，偶有右上腹痛，无恶风怕冷，无下肢水肿，大便正常，眠可。月经周期正常，行经期右侧头痛及后颈、右肩痛较前缓解，无痛经，月经量少。舌瘦小、暗红，苔薄白，脉沉细。

**六经辨证：** 太阴病夹瘀血，血虚水饮，瘀血阻滞。

**拟方：** 当归芍药散、桂枝茯苓丸。

**方药：** 炒白芍15g，当归12g，酒川芎20g，茯苓30g，盐泽泻24g，白术15g，桂枝15g，丹皮10g，燀桃仁10g，赤芍15g。5剂，日1剂，水煎服。

2023年11月7日，患者因其他症状就诊，诉服药后双下眼睑肿胀消失，无腹痛。

**【按语】** 患者以双下眼睑肿胀为主，脉沉细，辨证为太阴病。口干、口苦，胸闷心烦，辨证为少阳病。月经量少，有血虚。结合舌、脉，考虑水饮冲逆为主要病机，同时有半表半里证，少阳气机不畅、气机升降失常为主要病机表现，六经辨证为少阳太阴合病，选用四逆散合当归芍药散加减。

四逆散方证见于《伤寒论》第318条："少阴病，四逆，其人或咳、或悸、或小便不利、或腹中痛、或泄利下重者，四逆散主之。"本方临床使用极广，功效为疏肝和脾、调和气血等。

四逆散由柴胡、芍药、枳实、甘草四味药组成，组方精妙，配伍奇绝，其包含了3个方根：柴胡、甘草；芍药、甘草；枳实、芍药。

柴胡、甘草：和解少阳，推陈出新。

芍药、甘草：缓急止痛，解痉。

枳实、芍药：《金匮要略》载枳实芍药散，方治"产后腹痛，烦满不得卧""并主痈脓"。

柴胡、枳实、芍药均属行气解热药，但柴胡主胸胁苦满，枳实主心下坚满，芍药主腹挛痛。另以甘草和诸药而缓急迫，故四逆散治热壅气郁、胸胁苦满、心下痞塞、腹挛痛而急迫者。

四逆散：脉有力，胸胁烦满，心下痞塞，形似大柴胡汤证，不呕而不宜攻下者概可用之。

《金匮要略·妇人妊娠病脉证并治第二十》："妇人怀妊，腹中疠痛，当归芍药散主之。"

《金匮要略·妇人杂病脉证并治第二十二》："妇人腹中诸疾痛，当归芍药散主之。"

当归芍药散组成：当归三两，芍药（白芍）一斤，茯苓四两，白术四两，泽泻半斤，川芎三两。上六味，杵为散，取方寸匕，酒和，日三服（为细末，每服3g，温酒送服，一日3次）。

功能：养血益脾。

主治：妇人怀孕腹中绞痛和妇人腹中诸痛。

妇女怀孕后，胎须血养。如血气不足，阴承于阳，肾反侮土，脾郁不伸，中焦气血不调，则产生急痛。方中以当归养血；白芍益血缓急而止痛；茯苓、白术健脾化湿，扶助中运，并固胎元；泽泻泻其脾郁所滞之水湿；川芎辛窜舒达，畅达欲伸之血气，诸药合用，共达养血益脾、止痛安胎之效。

二诊患者双下眼睑无明显肿胀，仍偶有右上腹痛，行经期右侧头痛及后颈、右肩痛较前缓解，月经量少，结合舌、脉症状来看，有血虚水饮，瘀血阻滞，拟以当归芍药散活血利水，合用桂枝茯苓丸加强活血作用。

---------- 案例 3 ----------

# 踝关节水肿，5 剂而愈

患者，女，67 岁，因"踝关节水肿 3 个月"于 2023 年 11 月 10 日来诊。

患者诉 3 个月前出现双踝关节水肿，行走后加重，在当地治疗，水肿消退不明显，经朋友介绍而来诊。刻诊：双踝关节水肿，口干，膝关节有时会有微痛。舌淡、胖大、边有齿痕、有瘀点，苔白腻，脉寸沉、关弦细、尺沉细。

**六经辨证**：太阴病。

**拟方**：鸡鸣散、苓桂术甘汤、防己黄芪汤。

**方药**：槟榔 10g，陈皮 15g，木瓜 12g，吴茱萸 6g（开水洗 7 次），桔梗 10g，生姜 10g，苏叶 10g，茯苓 30g，桂枝 15g，白术 20g，防己 15g，黄芪 30g。5 剂，日 1 剂，水煎服。

结果：服药后脚踝处水肿全部消退。

【按语】患者踝关节水肿，口干，舌淡、胖大、边有齿痕，脉寸沉、关弦细、尺沉细，考虑为太阴病。

鸡鸣散是我在临床中常运用的一首方，原来是治疗湿脚气的。

《金匮要略》治疗水气病的原则是腰以上肿发汗，腰以下肿利小便。防己黄芪汤是治疗腰以下肿利小便的代表方。本方以黄芪固表止汗，主肌表之水；以防己、白术利水于内，以杜外渗之源。不唯治标，久服也能改善体质。

## 案例 4

# 治疗反复腰酸软、身困乏力案

患者，男，23 岁，因"反复腰酸软、身困乏力 3 个月"于 2022 年 11 月 24 日来诊。

患者 3 个月前无明显诱因下出现腰酸软，醒后自觉身困乏力，口渴，未行系统治疗，现为求中医治疗而来诊。刻诊：腰酸软，醒后自觉身困乏力，口渴，足底汗出，上肢冷湿，大便少，数天一次、难解，时有失眠。舌淡白，苔白腻，脉沉细。

**六经辨证：**太阴病，寒湿困于腰部。

**拟方：**肾着汤、芍药甘草汤加减。

**方药：**干姜 10g，炙甘草 10g，茯苓 60g，白术 45g，狗脊 20g，炙淫羊藿 20g，白芍 30g，伸筋草 30g。7 剂，日 1 剂，水煎服。

\* \* \*

**二诊（12 月 5 日）** 腰酸软，上肢冷湿，身困乏力，口渴，足底汗出已不明显，大便正常，纳、寐可。舌淡白，苔稍黄腻，脉沉细数。

**六经辨证**：太阴病，寒湿困于腰部。

**拟方**：四逆汤、肾着汤、芍药甘草汤加减。

**方药**：蒸附片 15g（先煎 1 小时），干姜 15g，炙甘草 15g，茯苓 60g，白术 45g，狗脊 20g，炙淫羊藿 20g，白芍 30g，伸筋草 30g，菟丝子 20g，沙苑子 20g。7 剂，日 1 剂，水煎服。

＊　＊　＊

**三诊（12 月 15 日）** 已无腰酸软、上肢冷湿、身困乏力、口渴、上肢湿冷，偶有足底汗出，大便正常，纳、寐可。舌淡白，苔白厚腻，脉沉细。守上方 7 剂而善后。

**【按语】**患者以腰酸软、醒后自觉身困乏力为主诉，足底汗出，上肢冷湿，舌淡白，苔白腻，脉沉细，辨证为太阴病，寒湿困于腰部。本案为比较典型的太阴病，以肾着汤为主，阳气一出，寒湿阴霾自散。芍药甘草汤柔痉止痛，治疗反复腰酸软。加入补肾之品狗脊、淫羊藿，强腰壮骨。

二诊时患者症状有所改善，加蒸附片而成四逆汤，增强温化的功效；加菟丝子、沙苑子增强温补肝肾的功效。

《金匮要略》曰："肾著之病，其人身体重，腰中冷，如坐水中，形如水状，反不渴，小便自利，饮食如故，病属下焦，身劳汗出，衣里冷湿，久久得之，腰以下冷痛，腹重如带五千钱，甘姜苓术汤主之。"

肾着汤，即甘草干姜茯苓白术汤，原治疗肾着。

本方由甘草干姜汤加味而成。茯苓、白术并用，温中祛寒。重用干姜，伍茯苓、白术，更治湿痹。本方治肾着而腰以下冷痛，故又称肾着汤。

陈修园治腰痛善重用白术，曾立新定白术汤（《医学从众录》），疗效颇佳。

组成：白术（生用）五钱至一两，杜仲（生用）五钱或一两，附子二三钱。

主治：腰痛而重，诸药不效者。

《医学贯录》云："白术能利腰肌之死血，腰痛它药无效，白术用之，效果如神。"验之临床，屡投屡效。张仲景以甘姜苓术汤治疗肾着腰痛，实有赖于白术之功。

## 案例 5

# 治疗血尿、疲劳综合征案

患者，男，46 岁，因"感冒后疲劳，乏力 2 周"于 2023 年 9 月 20 日来诊。

患者 2 周前不慎受寒后感冒，经治疗后感冒好转，但是自觉疲劳、乏力不适，遂来就诊。既往有肾结石病史、痛风病史。在外院检查尿常规：尿红细胞 104 个 /μL。刻诊：疲劳，气短，乏力，偶有咳嗽，晨起小便红，无鼻塞流涕，明显怕冷，无胸闷心悸，汗多，易腹泻，眠可。舌红，苔白腻、水滑，脉沉细。

**六经辨证**：少阴太阴合病。

**拟方**：桂枝加附子汤、猪苓汤加减。

**方药**：蒸附片 15g（先煎 1 小时），桂枝 15g，炒白芍 15g，大枣 10g，炙甘草 10g，仙鹤草 75g，茯苓 45g，白术 30g，盐泽泻 15g，猪苓 30g，滑石粉 30g（布包），生姜 3 片（自备）。5 剂，日 1 剂，水煎服。

* * *

**二诊（9月25日）** 上症已明显好转，乏力减，精神状态好。复查尿红细胞 23 个 /μL。复查彩超，提示肾结石大小 5mm×4mm。舌红，苔白腻、水滑，脉沉细。守上方加海金沙 15g、鸡内金 15g。5 剂，日 1 剂，水煎服。

此后患者未再就诊，2024 年 1 月 10 日因胃痛来诊，诉服药后已无血尿，无乏力，精神状态好。

**【按语】** 患者汗多，怕冷，脉沉细，辨证为少阴病；疲劳，气短，乏力，易腹泻，苔白腻、水滑，辨证为太阴病，总体辨证为少阴太阴合病。

患者为疲劳综合征，同时有血尿，在当地治疗效果不明显。注意，不要一看到疲劳就补气血。我们要抓住从表而解的机会，故选用桂枝加附子汤，疗效特别好。同时患者有小便不利的情况，加上舌红，提示患者体内有热，因此选择了猪苓汤。乏力短气明显，故加了大剂量的仙鹤草。

猪苓汤用于阴血伤而小便不利，属于阳明太阴合病者。我常用治疗反复泌尿系感染，用于很多脑梗死、脑出血后难解除尿管的患者的血尿、尿涩痛都有比较好的效果。茯苓、猪苓、泽泻利水，滑石清热，阿胶养血止血，有些患者检查有血尿但没有其他症状，用猪苓汤也有效。

猪苓汤组方：猪苓（去皮）、茯苓、泽泻、滑石（碎）、阿胶各一两。上五味，以水四升，先煮四味，取二升，去滓，内阿胶烊消，温服七合，日三服。

猪苓为一寒性有力的利尿药，有消炎解渴作用，与茯苓、泽泻、滑石为伍，协力清热利尿，复用阿胶止血润燥，故治里热小便不利，或淋沥，或出血而渴欲饮水者。

猪苓汤证的辨证要点：小便不利，或淋痛尿血而渴欲饮水者。本方利饮解热，故用于泌尿系炎症多效。

## 案例 6

# 突发输尿管结石腰腹痛，3 剂而愈

患者，女，40 岁，因"左腹部、左腰部疼痛半天"于 2023 年 2 月 7 日来诊。

患者晨起突发左侧腹部和左侧腰部痛，大便难解，一使劲又有想小便的感觉。B 超检查结果：①左输尿管下段结石伴扩张，结石大小 5mm×5mm；②左肾轻度积水。舌淡，苔白，脉沉细。

**六经辨证：** 太阴病。

**拟方：** 芍药甘草汤、四金汤、石韦散。

**方药：** 炒鸡内金 20g，海金沙 30g，醋延胡索 20g，石韦 10g，冬葵子 10g，金钱草 30g，滑石粉 10g（布包），车前子 20g（布包），郁金 20g，炒川楝子 10g，皂角刺 6g，白芍 60g，炙甘草 30g。3 剂，日 1 剂，水煎服。

2 月 8 日随访患者，诉左侧腹部和左侧腰部已无疼痛。

2 月 10 日，治疗结石的 3 剂药已经吃完了，患者反馈服药后未再有腰腹部疼痛。每次喝完药，肚子会有那种想排便时的绞痛感。这几天大便不成形、略稀。当天早上去做 B 超，已经没有结石了。

【按语】患者由于左侧输尿管结石而引起腹痛，症状比较典型，中医治疗也达到了预期的效果。本方重用了芍药甘草汤，缓急止痛。大剂量芍药甘草汤能扩张输尿管，增强输尿管蠕动，起缓解痉挛的作用。

芍药甘草汤出自《伤寒论》第 29 条："伤寒脉浮，自汗出，小便数，心烦，微恶寒，脚挛急，反与桂枝欲攻其表，此误也。得之便厥，咽中干，烦躁吐逆者，作甘草干姜汤与之，以复其阳。若厥愈足温者，更作芍药甘草汤与之，其脚即伸。若胃气不和，谵语者，少与调胃承气汤。若重发汗，复加烧针者，四逆汤主之。"

条文告诉我们，对于脚痉挛（俗称抽筋）者，用干姜甘草汤温中、健胃、生津后，阳回肢暖，再用芍药甘草汤缓急止痛，则可解痉。

对于脚痉挛，人们一般会服用钙片治疗，其实效果不明显，可以在芍药甘草汤基础上辨证治疗，达到理想的效果。芍药甘草汤加伸筋草、淫羊藿，我也用过几次，效果很好。

老年人多伴有阳虚的表现，如手脚冷，夜尿频，大便稀，舌淡，苔白，脉沉细，我多半会加上附子，形成芍药甘草附子汤；有时再加个干姜，就是四逆汤了，有温阳、扶助正气的作用。

痉挛性疼痛，如胃肠痉挛、胆绞痛、肾绞痛等内脏痉挛性疼痛，常在辨证基础上加芍药甘草汤。我曾治疗过一胆囊结石引起的腹痛，在大柴胡汤基础上重用芍药甘草汤后，腹痛未再发作。

石韦散原名"瞿麦散"，首见于唐代《外台秘要》引《古今录验方》，后由宋代《太平圣惠方》收录并加甘草后更名为"石韦散"。

方剂组成：去毛石韦二两，瞿麦一两，滑石五两，车前子三两，冬葵子二两。

石韦散再加上我常用的排石四金汤：鸡内金、金钱草、海金沙、郁金。

排石四金汤中，金钱草、海金沙具有清热利湿通淋、利水消肿的作用，可以促进尿液排出；郁金具有行气活血止痛的作用，对于泌尿系统结石患者因结石刺激泌尿系统组织而产生的疼痛有一定缓解作用；鸡内金有化石、溶石功效，可以对泌尿系统中的结石起到分解、消融的作用，使较大的结石逐渐变小，更易于排出。

## 案例 7

# 反复遗尿 1 年，7 剂而愈

患儿，男，10 岁，因"反复遗尿 1 年"于 2023 年 1 月 18 日来诊。

患儿 1 年前无明显诱因出现夜间遗尿，每多饮水后症状加重，余无不适，院外多方诊治未见明显好转，今为求进一步诊疗，遂来诊。刻诊：遗尿，平素畏寒，无腰痛，大便正常，寐佳。舌胖嫩，苔薄白，脉沉细。

**六经辨证：**太阴病。

**拟方：**肾着汤加减。

**方药：**干姜 10g，炙甘草 10g，茯苓 20g，白术 10g，菟丝子 10g，沙苑子 10g，炙淫羊藿 10g。7 剂，日 1 剂，水煎服。

结果：患者服用 7 剂后，再无遗尿。

【按语】患者六经症状并不典型，平素怕冷，舌胖嫩，苔薄白，脉沉细，辨证为太阴病。以肾着汤为主，阳气一出，寒湿阴霾自散。

肾着汤为治疗寒湿腰痛的常用方。

肾着汤，即甘草干姜茯苓白术汤，原用于治疗肾着。《金匮要略》中说："肾著之病，其人身体重，腰中冷，如坐水中，形如水状，反不渴，小便自利，饮食如故，病属下焦，身劳汗出，衣里冷湿，久久得之，腰以下冷痛，腹重如带五千钱，甘姜苓术汤主之。"

## 案例 8

# 尿血 1 个月，9 剂而愈

患者，男，45 岁，因"发现血尿 1 个月"于 2023 年 5 月 9 日来诊。

患者自诉 1 个月前体检发现血尿，偶有胸闷，无尿痛尿频，无腰部酸胀痛，无双下肢水肿等，曾至本地某医院就诊，查尿常规提示尿潜血（+++），尿红细胞计数 53 个 /μL，未予处理，症状未见好转。现为求进一步治疗，遂来就诊。刻诊：血尿，偶有胸闷，无尿痛尿频，无腰部酸胀痛，无双下肢水肿等，纳、寐可，大便调。舌淡红，脉弦细。

**六经辨证：**阳明太阴合病，水饮内停。

**拟方：**猪苓汤、芍药甘草汤加减。

**方药：**猪苓 30g，阿胶 15g，滑石 20g，盐泽泻 24g，茯苓 60g，仙鹤草 90g，大蓟 20g，白芍 30g，炙甘草 10g。3 剂，日 1 剂，水煎服。

\* \* \*

　　**二诊（5月12日）** 患者血尿，无胸闷，无尿痛尿频，无腰部酸胀痛，无双下肢水肿等，纳、寐可，大便调。辅助检查：5月12日查尿潜血（+++）、尿红细胞15个/μL。舌、脉同前。守上方，3剂，日1剂，水煎服。

＊　＊　＊

　　**三诊（5月15日）** 患者血尿，无胸闷，无尿痛尿频，无腰部酸胀痛，无双下肢水肿等，比较焦虑、紧张，平时有脑鸣，纳、寐可，大便调。查体：生命体征正常，神志清，精神差。舌淡红，苔白腻，脉弦滑。

　　**拟方：**猪苓汤合小柴胡汤加减。

　　**方药：**猪苓30g，阿胶15g，滑石粉20g（布包），盐泽泻24g，茯苓60g，仙鹤草90g，大蓟20g，白芍30g，炙甘草10g，北柴胡20g，黄芩10g，党参10g，法半夏12g，生姜10g，大枣10g。3剂，日1剂，水煎，早、晚分服。

　　**结果：**患者服药后血尿消失，镜检血尿消失，尿红细胞恢复正常，效果非常好。

　　**【按语】**患者因为见血尿而就诊，六经辨证为阳明太阴合病，选择了猪苓汤合芍药甘草汤，同时加入止血的大蓟和仙鹤草。

　　二诊时仍有血尿，考虑可能药效不到，继续守方治疗。

　　三诊时患者仍有血尿，说明思路不对，详询患者症状，比较焦虑、紧张，平时有脑鸣，但是无明显的口干、口苦、胸胁苦满、往来寒热等少阳证，这里为什么选用小柴胡汤呢？

小柴胡汤可以通利三焦，使上、中、下三焦得通，我在治疗小便不利的时候常会考虑小柴胡汤的可能。本案在三诊时用猪苓汤合小柴胡汤加减，取得了明显的效果。

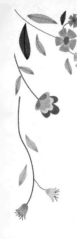

# 第六章
# 妇科病证

<hr />
## 案例 1
<hr />

# 不孕 4 年，中医治疗，14 剂而受孕

患者，女，41 岁，因"不孕 4 年"于 2022 年 12 月 30 日来诊。

自 4 年前结婚后，一直未能怀孕，辗转多地求医诊治无效，心理压力很大。经人介绍来诊。刻诊：痛经，月经量多，平素口干、畏寒，失眠，入睡难且易醒，因不能怀孕而心烦焦虑。舌尖红，苔白腻，脉沉细。

**六经辨证**：少阳太阴合病。

**拟方**：逍遥散加减。

**方药**：当归 12g，北柴胡 15g，白芍 10g，茯苓 20g，白术 12g，薄荷 6g，炙甘草 6g，枳壳 15g，陈皮 15g，木香 10g，郁金 10g，罗汉果 5g。7 剂，日 1 剂，水煎服。

处方用药之余，叮嘱患者与其爱人共同努力建立良好的生活方式，积极运动，改变不良的作息习惯，慢慢形成适合自己的生活状态，同时一定要放松情绪，不用为一件事情过于纠结或担心。

＊　＊　＊

**二诊（2023年1月8日）**　服药后情绪稍微舒畅，能入睡，怕冷，手脚冰凉。舌尖红，苔白腻，脉沉细。在上方基础上加用四逆汤，温煦下焦。

**拟方：**逍遥散、四逆汤加减。

**方药：**当归12g，北柴胡15g，白芍10g，茯苓20g，白术12g，薄荷6g，炙甘草15g，枳壳15g，陈皮15g，木香10g，郁金10g，罗汉果5g，蒸附片15g（先煎1小时），干姜15g。7剂，日1剂，水煎服。

患者服药后，反馈感觉身体舒畅，怕冷等不适明显减轻，此后就按照这个思路慢慢调理。

2023年8月28日，其婆婆因为咳嗽前来就诊，顺便提及儿媳已怀孕5个月。

【按语】患者长期不孕，经多方治疗后情况未见好转，患者年龄也不小了，因此面临的压力很大。

现代人在不孕时往往面临很大的心理压力，会有气机郁滞不畅的问题，气滞会严重影响气血的运行，本案患者就是一个典型的例子。

我的体会是，治疗不孕要注重气机的通畅。逍遥散就是这样一首气血兼顾的方。

逍遥散这个方我以前将其当作时方来用，治疗肝郁脾虚导致的失眠，效果很好。学习了经方后，再用六经辨证的思维来看逍遥散，也很有收获。

逍遥散出自《太平惠民和剂局方》。

组成：柴胡，当归，白芍，白术，茯苓，煨姜，薄荷，炙甘草。

本方主治肝郁血虚所致两胁作痛，寒热往来，头痛目眩，口燥咽干，神疲食少，月经不调，乳房作胀，脉弦而虚者。

从六经来看，逍遥散方证就是少阳太阴合病。柴胡、白芍、甘草是半个四逆散，当归、白芍是半个四物汤，茯苓、白术是半个四君子汤，所以，逍遥散其实有四逆散合当归芍药散的意思。本方加丹皮，就是丹皮逍遥散，该方出自《幼科直言·卷五》，辨证要点是在逍遥散基础上出现了脾经郁热，但尚未达到阳明虚热的程度。如果再加上栀子，就形成丹栀逍遥散，就能清阳明无形之热，治疗少阳阳明太阴合病。当然，丹皮、栀子这两味药的剂量不用太大。失眠焦虑的患者很多有"心烦热，胸中窒"的症状，有莫名的无形之火，这时候用丹皮、栀子，效果很好。

丹栀逍遥散出自《内科摘要》，有疏肝、清热、解郁之功。其方证在六经上属于少阳阳明太阴合病，寒热夹杂；在脏腑上属于肝郁脾虚，郁而化热。症见心烦，失眠，胸胁苦满，纳差，舌红，苔腻，脉弦细。

刘渡舟老先生认为，凡具有心烦气急，眠差，舌尖红，脉沉弦者，无论其为何病，皆可用本方施治，疗效颇佳。刘老临证每见心脏病百治无效者，即据此脉证施用此方而获良效。

我总结逍遥散的临床应用经验：对于失眠、焦虑、抑郁、更年期综合征、精神性头晕、经前期头痛、乳房胀痛、月经不调等都可以考虑本方。如前所说，逍遥散这首方有四逆散、四君子汤、四物汤的影子，也有当归芍药散的意思，肝脾同调，在临床中运用广泛，不愧是千古名方。

刘老指出，既然逍遥散是一张气血两和的方子，那么临床上就当视气病、血病孰轻孰重，用药有所侧重。病偏在血分者，重用当归、芍药；偏在气分者，则少用当归、芍药，更加枳壳、木香、香附、郁金等理气药。刘老的经验之谈，发人深省。

---- 案例 2 ----

# 产后腰痛 2 个月，经方治疗 3 剂而愈

患者，女，39 岁，因"产后腰痛 2 月余"于 2023 年 9 月 5 日来诊。

患者于 2 个月前产后开始出现腰痛，在当地经过中西医治疗没有好转，经过朋友介绍来诊。刻诊：腰痛腰酸，痛感放射至臀部，全身乏力，腰部尤甚。口干、口苦，鼻塞流涕，怕冷明显。纳、眠可，二便可，无恶心、呕吐，无心烦焦虑。舌胖大，舌尖稍红，苔水滑，舌根部苔黄腻，脉沉弦滑。

**六经辨证：**少阴太阴合病。

**拟方：**桂枝加茯苓白术附子汤加减。

**方药：**蒸附片 15g（先煎 1 小时），桂枝 30g，白芍 30g，生姜 20g，大枣 10g，炙甘草 15g，白术 30g，茯苓 45g，葛根 90g，菟丝子 20g，沙苑子 20g，狗脊 20g，仙鹤草 75g。3 剂，日 1 剂，水煎服。

患者服药后未复诊，直到 2023 年 11 月 13 日，患者因其

他疾病再次来诊，才反馈上次服药后，腰痛腰酸、口苦怕冷等诸多症状均明显好转，并且至今未复发。

【按语】本案患者以腰痛为主诉，腰痛伴乏力、牵涉痛。先辨六经，患者自觉乏力、怕冷、腰酸、舌胖大、水滑，苔白，脉沉弦滑，整体上看是机体功能沉衰的阴寒之象，因此，首先从三阴证考虑。

在表的层面上，患者有鼻塞流涕、怕冷的症状，脉沉，为少阴病；在里的层面上，患者舌胖大、水滑，舌根部苔腻，脉沉滑，也有明显的里证，可以判断为太阴病。因此，患者一诊时就是一个少阴太阴合病的情况。

那么，这里为什么选用了桂枝加茯苓白术附子汤呢？我们先来了解一下"桂枝加茯苓白术附子汤"方及其方证。

桂枝加茯苓白术附子汤方：桂枝三钱，白芍三钱，炙甘草三钱，生姜三钱，大枣四枚，苍术三钱，茯苓三钱，炮附子三钱。

主治：腰、膝、肘关节痛，头项强痛，或心悸，或胃脘痛，汗出恶风，四肢常冷，口中和，苔白，脉弦。

胡希恕先生阐述了本方的要点：痹证之中，常见外有风寒在表、里有水湿停滞之证，里有所阻，表亦不透，故不兼利其水则表必不解。此时唯有于解表方中兼用利湿祛饮药，始收表解里和之效。若倒行逆施，强发其汗，则激动里饮，必变证百出。

本方证不仅有表虚寒的少阴证，而且有里虚寒的太阴证。

因此其遣方思路中，不但用桂枝汤及茯苓、白术解表和利水，同时更用了附子来温阳强壮。

本案患者整体上呈现少阴太阴合病，符合桂枝加茯苓白术附子汤方证。因患者主诉为腰痛，故在使用本方时加上葛根舒筋络、通督脉，加菟丝子、沙苑子、狗脊等药物补肾阳、填肾精，与原方中温阳的附子共同作用，达到祛寒除湿的效果。另外，针对患者乏力的症状，使用了大剂量仙鹤草来补虚强壮。

关于桂枝加茯苓白术附子汤的其他加减思路，仍然可以参考胡希恕老先生治疗痹证的经验。胡老认为，当关节痛偏在一侧时，可以考虑瘀血阻滞，加入少量大黄以活血通络。举一反三，我们在运用其他方证时，如果见到一侧偏痛，也可加用大黄，这是经验之谈。

## 案例 3

# 温阳散寒治疗反复痛经 1 年案

患者，女，28 岁，因"痛经 1 年余"于 2021 年 8 月 3 日来诊。

1 年前无明显诱因出现痛经，每次月经前 1~2 天疼痛难忍，需服用止痛药方可缓解，近 1 年来经过外院中西医治疗无明显改善，遂前来就诊。刻诊：怕风怕冷，手脚冷，膝盖以下冷甚，月经期间恶寒、肢冷加重，纳可，二便正常。月经周期正常，持续 4 天，月经量少，痛经严重。舌淡润，苔白腻，脉沉细。

**六经辨证：**少阴太阴合病夹血虚水饮。

**拟方：**四逆汤、当归四逆汤加减。

**方药：**肉桂 10g，桂枝 20g，白芍 30g，细辛 6g，通草 10g，当归 15g，小茴香 15g，蒸附片 15g（先煎 1 小时），干姜 15g，炙甘草 15g，茯苓 30g，白术 20g。3 剂，日 1 剂，水煎服。

嘱患者注意调护，避风，夏季避免空调直吹，运动汗出后注意保暖。

\* \* \*

**二诊（8月8日）** 患者反馈，上症中怕风、怕冷减轻，仍有四肢冷。舌淡润，苔白腻，脉沉细。守上方，调整部分药物剂量（蒸附片20g，干姜20g，炙甘草30g）。5剂，日1剂，水煎服。

\* \* \*

**三诊（9月25日）** 患者反馈月经已来，痛经症状较前明显减轻，手脚仍冰冷。舌淡润，苔白，脉沉细。守8月8日方，蒸附片剂量增至25g。5剂，日1剂，水煎服。

2022年2月14日，患者反馈服用了最后5剂药后未再服药，同年10月、11月、12月及2023年1月来月经时已无痛经。

【按语】有关痛经的系统性记载和论述可见于《金匮要略·妇人杂病脉证并治第二十二》。痛经主要是指妇女经期和经行前后出现周期性小腹疼痛或者痛引腰骶部，甚至剧痛晕厥的症状，亦可称之为"经行腹痛"。痛经的病因无非"不通"与"不荣"。本案患者就是既有寒凝经脉的"不通"，也有气血亏虚的"不荣"。

从六经角度来看，患者怕风怕冷，乃是表阳虚衰，卫阳不固，寒邪乘虚而入引起的表证，属少阴病；手足厥冷，经期加重，乃是血脉寒凝，致脉络循行不利，气血无法通达四肢，属于太阴病的血虚寒凝；苔白腻，则考虑患者下焦阳气不足，无法运化水液，故形成水饮泛溢上，呈于舌面，属于太阴病的阳虚水泛。

治疗上应强壮解表，养血通脉，温阳化水，因此一诊处方选用四逆汤合当归四逆汤加减。方中桂枝、白芍、蒸附片蕴含着桂枝汤加附子的含义，可以扶正祛邪，针对少阴证强壮解表。

当归四逆汤本身也是针对血虚寒凝所致的月经病的首选方。

《伤寒论》第351条："手足厥寒，脉细欲绝者，当归四逆汤主之。"描述的脉象和症状与本方药物组成是一一对应的。当归甘温，养血活血止痛，白芍养血和营，两者相配，共同补益营血之虚，行血脉之滞；桂枝、细辛、通草合用具有温经散寒，通利血脉的作用。

本案合用四逆汤也是非常关键的。蒸附片、干姜为辛热之品，相须为用，可温中助阳，破阴以逐寒。

有些人单用当归四逆汤没能够取得理想的效果，可能问题就是出在这里。对于本案患者这样的下元虚寒、元阳不足引起的痛经，当归四逆汤虽然有散寒、养血、通血脉的作用，但缺少了温补元阳的药物，所以需要合用四逆汤。附子温壮命门之火，走而不守；干姜为温补脾阳之火，守而不走。两者合用就通彻内外，相得益彰，更好地调整人体的阴阳平衡。而炙甘草既可以补中益气，又可缓和附子、干姜的热性，起到"以土伏火"、调和药性的作用。

《伤寒论》第352条指出，"若其人内有久寒者，宜当归四逆加吴茱萸生姜汤"。对于中焦阴寒凝滞的患者，也可以在当归四逆汤的基础上加吴茱萸、生姜两味药，并加入清酒助药力，以达到破除阴寒凝滞、打通上下气机的效果。

从圆运动的角度来讲，同样是温阳的药物，附子、干姜、吴茱萸三味药的作用走势各有不同。附子温坎中真阳，自下而上，壮命门之火；干姜温中暖脾，留守于中土；吴茱萸温厥阴肝木，自上而下，通阴寒凝滞。

本案中，加入茯苓、白术是为了健脾利水以化水饮；加入小茴香是因其性辛、甘温，具有温煦、行气、止痛的功效，可以针对腹部冷痛的症状；加入肉桂也是为引火以归肾阳。

这里顺便梳理一下桂枝与肉桂的区别运用：虽说肉桂与桂枝同出于桂树，一为其树皮，一为其嫩枝，都有温营血、助气化、散寒凝的作用；但桂枝辛甘温，相比肉桂，辛温之性较小，桂枝还入肺经而开腠发汗，温阳于卫分，使营血畅旺于肌表，长于发汗解表用于表证，常与白芍合用，以取发汗解肌、调和营卫的作用，也可助阳化气、平降冲逆，如五苓散、桂枝加桂汤等，主要是温补心阳。而肉桂为辛甘大热之品，善于温里祛寒、补火助阳、引火归元，常用于里寒证，更偏向于温补肾阳。

患者二诊怕冷减轻，仍有四肢冷，守上方加大了四逆汤的剂量，继续温阳的效果。

那么白芍与赤芍又有什么样的区别呢？白芍味酸、苦，性微寒，归肝、脾两经。《神农本草经》中描述芍药的作用为：养血敛阴，柔肝止痛，平抑肝阳，利小便。不同的方剂取其作用常有不同，比如芍药甘草汤取其缓和止痛的作用；真武汤则取其利小便的作用；桂枝汤与桂枝同用，取其养血和营的作用，可调和营卫。而赤芍味苦，性微寒，归肝经，作用为清热凉血、散瘀止痛，入血分。李时珍曾指出："白芍药益脾，能于土中泻木；赤芍药散邪，能行血中之滞。"但临床上我们也常会相配为用，赤芍散而不补，白芍补而不泻，二者合用起到一散一敛、一泻一补的作用。

三诊，患者反馈月经已来，痛经症状较前明显减轻，手脚仍冰冷，守上方，蒸附片增至25g，后来患者反馈服用了最后5剂药后未再服药，但其后4次月经已经准时且不痛经了。可见阳虚寒凝所致的"不通"、气血亏虚所致的"不荣"都需要逐步解决，这样才能从根本上改善痛经的症状。

## 案例 4

# 盆腔积液，14 剂而愈

患者，女，36 岁，因"下腹痛 1 周"于 2021 年 12 月 14 日来诊。

患者 1 个月因双侧输卵管囊肿在外院接受手术治疗，术后未见不适。1 周前患者开始出现腹痛并逐渐加重，疼痛部位以肚脐下为主，遂前往医院复查。彩超结果显示子宫后壁实质性光点增粗，分布欠均匀，盆腔积液 72mm×21mm，医生建议继续观察及保守治疗。后患者腹痛症状逐渐加重，以至影响睡眠质量，希望寻求中医诊治，遂来诊。刻诊：下腹痛，压痛，遇寒加重，失眠，难以入睡，无口干、口苦，大便干，小便可，无发热恶寒，无手脚冰冷。舌胖、有齿痕，脉沉细无力。

**六经辨证：**太阴病夹血虚水饮。

**拟方：**四逆汤、当归芍药散、五苓散加减。

**方药：**蒸附片 15g（先煎 1 小时），干姜 15g，炙甘草 15g，当归 15g，酒川芎 15g，茯苓 75g，白术 30g，盐泽泻 15g，白芍 15g，车前草 30g，泽兰 15g，猪苓 30g，桂枝 30g。7 剂，日 1 剂，水煎服。

\* \* \*

**二诊（2022 年 1 月 4 日）** 患者反馈腹痛好转，但仍有压痛。大便形状正常。舌水滑、有齿痕，脉沉细。守上方调整部分药物剂量（蒸附片 20g，干姜 20g，炙甘草 30g），加陈皮 30g、木香 15g。7 剂，日 1 剂，水煎服。

\* \* \*

**三诊（3 月 5 日）** 患者反馈已无腹痛、失眠。经超声复查，已无盆腔积液。

【按语】本案患者虽然主诉腹痛，但根据其病史和辅助检查结果，必须从整体上考虑，通过六经辨证解决根本问题。

患者舌胖，边有齿痕，提示其体内水饮较多。脉沉主寒、水饮，脉细主血虚，脉无力主阳虚或气虚。患者在整体上表现为一派阴寒、阳气不足的征象，因此考虑其盆腔积液的成因是阳虚、血虚水饮所致。其他临床症状反应包括肚脐下腹痛、大便干、失眠也都与阳虚、血虚水饮的病机息息相关。下焦阳虚寒盛，血虚不荣经络而痛；水饮壅盛，阻滞气机而痛；水气凌心，扰乱心神而失眠；阳虚水饮不能运化，津液不足而大便干。因此，总体上患者属于太阴病夹血虚水饮证，故用四逆汤温阳化气、祛寒化饮，用五苓散健脾利湿、运化水液，用当归芍药散养血利水。考虑到患者盆腔积液，加泽兰活血调经、利水行气。

二诊时患者反馈腹痛减轻，仍有压痛。大便已不干，察其舌、脉象同前，舌水滑、有齿痕，脉沉细。守前方温阳化气、养血利水的思路，加用木香、陈皮增强中焦气机升降的力量，运转中焦以行气化水；并增加四逆汤的用量，继续温阳化水。两个月后（2022年3月5日）复诊，腹痛、失眠等症已除，经彩超检查已无盆腔积液。

在本案患者腹痛的病因判断上，西医的影像学手段、器质性病变的诊断和病史在一定程度上可以作为辨病、辨证的参考资料。运用六经辨证从整体上得出阳虚、血虚水饮的结论，这与盆腔积液的诊断相符合，说明辨证论治的思路是正确的。

本案中使用四逆汤温阳化水时，先从小剂量开始，根据患者的症状反应逐渐加大附子用量，是一种比较安全的方法。二诊在增加干姜、附子用量的同时，也加入了木香、陈皮，一升一降，使中焦气机得以运转，四逆汤的温阳作用才能顺利到达中焦、下焦，而不会使患者出现上火等不良反应。

另外，一诊时患者有大便干的症状，那为什么还要使用五苓散这样有"利小便以实大便"作用的方子呢？其实，五苓散的作用并非简单的"利水"。五苓散在《伤寒论》中出现了8次之多，其方证除了小便不利、水逆之外，还有口干、口渴等津液不能上呈的症状。实际上，本案患者舌胖、有齿痕，说明体内有水饮不能运化，而便干正是由于阳虚不化水、不能生津导致的，其病机与五苓散证的"口干、口渴"殊途同归。因此，用五苓散温阳化水利水与患者的症状并不矛盾。

## 案例 5

# 治疗月经淋漓不尽案

患者，女，35 岁，因"月经淋漓不尽 17 天"于 2022 年 5 月 3 日来诊。

患者诉本次月经自 4 月 16 日开始，至今仍有出血，淋漓不尽，出血量逐渐由少变多。其间仅自行服用中药（具体药物及频次不详），未经其他诊治，症状改善不明显，遂来求助。刻诊：月经淋漓不尽，上半身有汗出，口苦，无口干，饮水少，喜热饮，纳一般。大便每日 1~2 次，性状时干时溏，运动时有尿道发热感。头有晕沉感，活动时易头晕目眩，自觉记忆力下降，易忘事，易心烦焦虑。全身皮肤脱屑。月经情况存在异常：上次月经自 2 月 28 日开始至 3 月 6 日结束，其间第 5 天开始出现腹胀腹痛，在药店咨询后，自行口服云南白药、定坤丹后疼痛缓解；本次月经自 4 月 16 日开始，至今未净。患者月经长期不规律，月经呈褐色，痛经，白带色黄有异味。舌淡暗、尖红，苔白，脉无力。

**六经辨证**：厥阴太阴合病，寒热错杂，血虚水饮夹瘀。

**拟方**：柴胡桂枝干姜汤合当归芍药散、芎归胶艾汤加味。

**方药**：艾叶炭 10g，川芎 6g，生地 15g，炒白芍 12g，当归 6g，阿胶 10g（烊化），益母草 20g，柴胡 12g，桂枝 10g，干姜 6g，黄芩炭 10g，天花粉 10g，生牡蛎 20g，血余炭 10g。3 剂，日 1 剂，水煎服。

患者服用 3 剂后，反馈月经即停止，不再出血。

【按语】患者以月经淋漓不尽为主诉，仍要从六经辨证整体考虑。患者焦虑，口苦，心烦，舌尖红，皮肤脱屑，为有上热的表现；喜热饮，痛经，舌淡，苔白，脉无力，为有下寒的表现，整体考虑为厥阴太阴合病，血虚水饮。因此，本案治以温下清上，以柴胡桂枝干姜汤为主方；兼以养血活血利水，故合当归芍药散；并考虑到以月经淋漓不尽为主诉，加芎归胶艾汤作为针对性用方。从六经方证归属来看，柴胡桂枝干姜汤方证为厥阴病方，当归芍药散、芎归胶艾汤方证为太阴病方，三方合用治疗上热下寒、血虚水盛的厥阴太阴合病。

柴胡桂枝干姜汤是临床上极其常用的一首厥阴病代表方，出自《伤寒论》第 147 条："伤寒五六日，已发汗而复下之，胸胁满微结，小便不利，渴而不呕，但头汗出，往来寒热，心烦者，此为未解也，柴胡桂枝干姜汤主之。"

组成：柴胡半斤，桂枝三两（去皮），干姜二两，栝楼根四两，黄芩三两，牡蛎二两（熬），甘草二两（炙）。上七味，以水一斗二升，煮取六升，去滓，再煎，取三升，温服一升，日三服，初服微烦，复服汗出便愈。

本案患者的病情症状与该条条文所述的非常一致："但头汗出，往来寒热，心烦者，此为未解也，柴胡桂枝干姜汤主之"。该方是小柴胡汤的变方，小柴胡汤方后注有"若渴，去半夏，加人参，合前成四两半，栝楼根四两""若胁下痞硬，去大枣，加牡蛎四两""若不渴，外有微热者，去人参，加桂枝三两，温覆微汗愈"的加减变化，可将其视为柴胡桂枝干姜汤的雏形。由此可见，方中桂枝有调和营卫以解表邪的作用，天花粉可清虚热、生津止渴，牡蛎能软坚散结。

患者白带异常，色黄、有异味，考虑是下焦血瘀水盛，水饮郁而局部化热所致；活动时易头晕目眩，亦可能是水饮作祟，因此合用当归芍药散一方，同时和柴胡桂枝干姜汤中的桂枝形成苓桂术甘汤的格局。

当归芍药散出自《金匮要略》："妇人怀妊，腹中疠痛，当归芍药散主之""妇人腹中诸疾痛，当归芍药散主之"。本方被历代医家公认为治疗妇科腹痛的代表方，方中芍药缓急止痛，当归、川芎活血养血以调经，白术、茯苓、泽泻有健脾利水之功。本方常用于血虚、血瘀兼胃中有水饮者，是一个补而不滞、活血利水的方子。

在临床上，女性月经病、备孕、产后调养、更年期综合征等人群中，属上热下寒的柴胡桂枝干姜汤证者非常多见，其中很多亦伴有"血不利则为水"的情况，故柴胡桂枝干姜汤合当归芍药散已经成为临床治疗妇科疾病的重要合方，收效甚佳。

芎归胶艾汤出自《金匮要略·妇人妊娠病脉证并治第

二十》，又名"胶艾汤"。"师曰：妇人有漏下者，有半产后因续下血都不绝者，有妊娠下血者，假令妊娠腹中痛，为胞阻，胶艾汤主之。"可见，该方在原文中就有治疗漏下、下血、腹痛的作用。

后世的"补血第一方"四物汤，即本方去阿胶、艾叶而成。另有《古今医鉴》"胶艾四物汤"，乃芎归胶艾汤加生地、蒲黄、黄连、黄芩、栀子、地榆、白术、甘草而成，加强了清热凉血的作用，适合病性偏虚热的漏下、血崩等妇科疾病。

<hr>

案例 6

<hr>

# 治疗白带多 8 个月，三诊而愈

患者，女，37 岁，因"白带多 8 个月"于 2023 年 3 月 13 日来诊。

患者 8 个月前在一次生气后出现白带量增多，在外院检查发现阴道真菌感染，经西医外用药物治疗后感染消退，但多次复发。8 个月间月经时有推迟，经量减少，白带仍然量多、色稍黄，遂来就诊。刻诊：白带多、色稍黄，口干欲饮，不口苦，二便可，心烦易怒，易困乏，眠差易醒，无发热恶寒。月经周期 28~35 天，经量较前减少。舌淡红，舌尖红，舌中剥苔，苔白腻润，脉沉细。

**六经辨证：**少阳太阴合病。

**拟方：**三四汤合当归芍药散加减。

**方药：**蒸附片 15g（先煎 1 小时），干姜 15g，炙甘草 30g，北柴胡 15g，枳壳 15g，白芍 15g，党参 20g，茯苓 45g，白术 60g，当归 10g，制川芎 10g，盐泽泻 15g，薏苡仁 60g，山药

30g。3剂，日1剂，水煎服。

\* \* \*

**二诊（3月20日）** 患者诉睡眠好转，白带量有所减少，不再心烦易怒，精神渐佳。舌中剥苔好转，仍有舌尖红，脉沉细。守上方加肉桂6g。3剂，日1剂，水煎服。

2023年3月27日反馈上症已。

**【按语】**本案患者白带偏黄、口干、舌尖红、舌中剥苔，心烦，都是热象及津液不足的征象，为什么不用滋阴清热的方法，反而用四逆汤温阳、当归芍药散利水呢？

这个问题要从六经辨证的整体格局上看。患者易困乏，苔白腻润，脉沉细，是寒湿在里的征象，即有明显的太阴证。心烦易怒，眠差易醒，舌尖红，是少阳证的表现。口干欲饮、舌中剥苔其实是下焦阳虚，水液不能运化，津不上承的结果，因此不能简单当作阴虚来治疗。因此，本案患者整体上是少阳太阴合病的格局，合并下焦血虚、水饮郁热。

其中一些复杂症状也可以结合脏腑辨证进行分析：询问患者病史，可知其有肝气郁结，胆热上扰，肝郁脾虚；脾气虚弱，不能化水，津不上承；肾阳不足，下焦水饮，郁而化热。因此，主方选用三四汤。考虑到患者经量较前减少，月经偶有推迟，舌苔白腻，考虑血虚水饮，选用当归芍药散养血利水，并针对白带异常症状加薏苡仁清热利湿，针对剥苔加山药养胃阴。

二诊患者诸症好转，仍有舌尖红，考虑为虚火上炎，守上方加少量肉桂，引火下行。

三四汤由四逆汤、四君子汤、四逆散、生三石组成，是针对现代人体质和生活状态拟定的一首常用合方。病机是肝气郁结、脾虚水饮、脾肾阳虚，临床上可用于治疗妇科杂病及神志疾病如焦虑、抑郁、失眠、嗜睡、躯体化等属于此证者，是疏肝理气、解郁通阳的常用方。

临床上用三四汤治疗妇科疾病时，常合用当归芍药散、桂枝茯苓丸、四物汤等。本案患者白带增多，当然考虑血水同治的当归芍药散。

当归芍药散两次见于《金匮要略》，一次见于《妇人妊娠病篇》，一次见于《妇人杂病篇》。本方由当归、芍药、川芎、泽泻、茯苓、白术组成，具有调和肝脾、活血利湿之效。当归芍药散亦是气、血、水同治方，但以治血为主，其临床应用不仅仅限于女性，男性亦多有用时。

## 案例 7

# 月经淋漓不尽 6 个月，3 剂而愈

患者，女，18 岁，因"月经淋漓不尽 6 个月"于 2023 年 3 月 8 日来诊。

患者自 2022 年 9 月份以来无明显诱因出现月经淋漓不尽，伴月经量减少。6 个月来，月经周期 30 天左右，较为规律，经期持续 7~9 日，轻微痛经，经量少，色偏淡，有血块。本次月经自 2023 年 2 月 27 日开始，至今仍淋漓不尽。另外，患者 2 年来荨麻疹反复、频繁发作，遇寒加重，经多次西医治疗（具体用药及频次不详），症状好转后仍一直反复。刻诊：月经量少，色偏淡，淋漓不尽，有血块，疲劳乏力，动则加剧，眠差易醒，纳可。舌淡胖嫩，苔白，脉沉细弱。

**六经辨证：**太阴病，气血亏虚，中气下陷。

**拟方：**升陷汤加减。

**方药：**黄芪 30g，党参 20g，升麻 5g，北柴胡 5g，桔梗 10g，茯苓 30g，白术 60g，血余炭 10g，地榆炭 10g，防风 10g，

仙鹤草 100g（先煮取汁）。5 剂，日 1 剂，水煎服。

\* \* \*

**二诊（3 月 11 日）** 患者反馈服药 3 剂后已不再出血，乏力、睡眠质量好转，仍有遇寒起风团样皮疹的现象。舌淡胖嫩，苔白，脉沉细弱。继续以升陷汤为主方，不再用止血药，并加用麻黄细辛附子汤。

**方药：** 黄芪 30g，党参 20g，升麻 5g，北柴胡 5g，桔梗 10g，茯苓 30g，白术 60g，仙鹤草 60g，蒸附片 5g（先煎半小时），麻黄 5g，细辛 5g。5 剂，日 1 剂，水煎服。

\* \* \*

**三诊（3 月 20 日）** 反馈皮疹减轻，乏力好转，大小便正常，睡眠可，舌淡胖嫩，苔薄白，脉沉细弱。守上方，加大白术用量至 90g 以健脾化湿。7 剂，日 1 剂，水煎服。

\* \* \*

**四诊（4 月 1 日）** 患者反馈上次月经自 3 月 26 日开始，至 3 月 31 干净，已无淋漓不尽现象，皮疹亦消失。另因昨日受凉后感冒，出现咳嗽有痰，晨起黄痰，下午痰清稀，伴鼻塞，无咽痛咽痒，口苦，胸闷。舌淡，苔白，脉沉。

**六经辨证：** 太阳少阳太阴合病，外寒里饮。

**拟方：** 小柴胡汤合桂枝加厚朴杏子汤加减。

**方药：** 北柴胡 15g，黄芩片 15g，党参 20g，姜半夏 12g，大枣 10g，炙甘草 10g，桂枝 15g，白芍 15g，燀苦杏仁 10g，姜厚朴 15g，荆芥 10g，防风 10g，细辛 9g，五味子 10g。3 剂，日 1 剂，水煎服。

2023年6月2日，患者反馈服上方后感冒即痊愈。3个月以来，月经周期正常，无淋漓不尽。其间皮疹亦未再发作。

**【按语】**本案患者情况较为复杂，一方面有月经淋漓不尽，一方面有反复发作的皮疹病史。初诊时，患者月经淋漓不尽，疲劳乏力，动则加剧，其他症状包括经量少、舌淡胖嫩、苔白、脉沉细弱，是一派病位在里的机体功能沉衰之象，六经辨证为太阴病。具体到月经淋漓不尽的病机，则是气血亏虚、中气下陷而不固。因此，拟以升陷汤升而举之，加仙鹤草补虚强壮，加血余炭、地榆炭止血。

二诊时患者已无出血，主要症状转为遇寒起风团样皮疹。患者整体机体功能仍然不足，舌淡胖嫩，苔白，脉沉细弱，仍取升陷汤针对其中气下陷，并加麻黄细辛附子汤强壮解表，意在趁皮疹发作时逐病邪出表，断其根源，一劳而永逸。

麻黄细辛附子汤出自《伤寒论》第301条："少阴病始得之，反发热，脉沉者，麻黄细辛附子汤主之。"方中麻黄发汗解表；附子温经助阳；细辛通彻表里，助麻黄发汗解表，协附子内散阴寒。

三诊时患者症状减轻，但舌象仍是淡胖嫩，为水湿不除之象，因而守二诊方加大剂量白术，与茯苓协同发挥健脾利水化湿功效。

本案患者是一名高三学生，月经淋漓不尽，家长非常着急。其实月经问题不难解决。本案一诊的时候用的是升陷汤加大剂量仙鹤草。仙鹤草这味药的用法是煮水后再用煮好的水来煮中药，这样效果更好，这是我在临床中运用比较多的体会。

　　仙鹤草又名脱力草，味苦涩而性平，除用于收敛止血外，它还能强壮、扶正、补虚。近期我发现用大剂量仙鹤草（先煮水）治疗各种肿瘤疾病，如乳腺癌出血、宫颈癌出血，具有很好的效果。

　　二诊时患者已无出血，但出现皮疹复发。这是一个"使病邪从表解出"的机会，我们平时在临床工作中要紧紧抓住这样不可多得的机会。比如，临床中治疗贫血、肿瘤、中风等病程较长的疾病时，如果病程中患者出现了上呼吸道感染，发热、鼻塞流涕，这个时候万万不可输液、应用解热镇痛药或抗生素等，正确的处理方法是用中医治疗，因为这是一个让病邪出表的机会。

　　运用西药如布洛芬、复方锌布颗粒等退热药，虽然也能起到发汗的作用，但这是一种强行发汗的方法，很容易出现发汗不当，留下后患，可能会让病邪再次内伏于里。所以，临床上要抓住这样的机会，采取合适的中医解表策略。

　　对于合病，是先解表，还是表里同治，要具体情况具体分析。《伤寒论》第91条："伤寒，医下之，续得下利，清谷不止，身疼痛者，急当救里。后身疼痛，清便自调者，急当救表。"《金匮要略·脏腑经络先后病脉证第一》曰："夫病痼疾，加以卒病，当先治其卒病，后乃治其痼疾也。"落到具体应用上，里不急的，我会单独解表；解表后，基础病的很多问题都会一道被解决。例如，我们治疗贫血时，有时候血红蛋白水平升不上去，血小板水平升不上去，但在一次正确的解表之后，这些指标会有所改变。

# 第七章
# 肢体经络病证

———— 案例 1 ————

## 颈椎疼痛不适 3 年，2 剂而愈

患者，女，61 岁，因"颈椎疼痛不适 3 年"于 2023 年 3 月 6 日来诊。

患者诉 3 年前无明显诱因开始出现颈椎不适，疼痛逐渐加重，多次在当地医院行中西医治疗，症状缓解不明显，疼痛反复发作，经人介绍而来诊。刻诊：颈项部麻木僵硬、疼痛，无头晕头痛，自汗，恶风，不恶寒，无口干、口苦，纳可，大便 3 天一次，小便可。舌淡，苔白，脉沉细。

**六经辨证**：太阳病。

**拟方**：桂枝加葛根汤、黄芪桂枝五物汤加味。

**方药**：桂枝 15g，炒白芍 30g，生姜 45g，大枣 20g，炙甘草 15g，葛根 120g，黄芪 30g，鸡血藤 30g，醋乳香 6g，醋没药 6g，白术 90g。2 剂，日 1 剂，水煎服。

2023 年 6 月 17 日患者因为其他原因就诊，反馈上次 2 剂药后疼痛即缓解，至今颈项部不适再未发作。

【按语】患者为中年女性，主诉颈椎疼痛不适，汗出，怕风，是有表证未解，从六经辨证角度来说，毫无疑问属于太阳病、太阳中风证。患者还有麻木的症状，属于血痹病，气血亏虚。处方用药上选择了桂枝加葛根汤、黄芪桂枝五物汤，同时加入鸡血藤活血化瘀，加入乳香、没药通脏腑经络之气血，加白术健中焦、化水湿。

鸡血藤养血补血，也能治疗闭经，但亦需用大剂量才可起效。该药也有安神作用，一般需用 30~50g。

黄芪桂枝五物汤在临床中运用得比较多。这是治疗血痹病出现身体麻木不仁等症状的一首方，出自《金匮要略·血痹虚劳病脉证并治第六》："血痹，阴阳俱微，寸口、关上微，尺中小紧，外证身体不仁，如风痹状，黄芪桂枝五物汤主之。"主治血痹病，症见脉微、脉紧等血络不通之象，四肢麻木不仁，兼外有风寒。

黄芪桂枝五物汤治疗麻木的策略，以补气、活血、通络、调营卫为主，用于在表即肌腠层面的血痹、寒湿引起的麻木不适，效果比较好。该方在运用的时候，剂量是关键，我在临床中运用这首方的时候，小剂量、大剂量都用过，大剂量效果比较明显。

我个人的常用剂量是：黄芪 30~120g，桂枝 15~45g，大枣 15~30g，白芍 30~45g，生姜 30~60g。黄芪、生姜的用量一定要大，这几个药物的配比也很关键。本方可以治疗很多临床常见病，如颈椎病、腰椎间盘突出、肌肉萎缩、神经炎、半身不遂、运动神经元病等。

本案患者疗效不错，可见辨证准确，处方有效。有些患者病程时间比较长，那么服药治疗也需要坚持更长时间才能取效，这对患者来说也是一个考验。

桂枝加葛根汤出自《伤寒论》第 14 条："太阳病，项背强几几，反汗出恶风者，桂枝加葛根汤主之。"

桂枝加葛根汤就是在桂枝汤的基础上加用了一味葛根。相应地，其方证就是在太阳中风的基础上出现颈项部不适的症状，也就是合并有我们平常说的颈椎病。但是，并非所有的颈椎病都适合用这首方。应用该方的前提是患者有太阳病的症状表现，如脉浮、汗出、恶风，这时用就会比较有效。

原方中葛根用到了四两。这味药是强壮解肌药，能够升清阳，缓解颈项部痉挛。但是我们很多医生不管三七二十一，见到颈椎病都用葛根，这是不对的。桂枝加葛根汤能够缓解痉挛、解肌，其实是葛根与桂枝汤中的芍药甘草汤、姜枣协同作用的结果。

按道理来说，有汗，恶风，用桂枝加葛根汤；无汗，恶风，用葛根汤。那么，既然桂枝加葛根汤是桂枝汤加葛根，那葛根汤应该是麻黄汤加葛根，但实际却不是，它仍然是在桂枝汤基础上，加麻黄、葛根组成的。是不是很有意思？这就是《伤寒论》太阳病篇的解表方剂中体现的核心思想——通过体表津液的充足与否，以及肌腠毛孔的开泄与否，确定解表的策略。实际上，这体现了贯彻整部《伤寒论》的津液观。

葛根这味药，用在"项背强几几"的症状上，我的体会是用量要比常规用量大。我平时用 60~150g，疗效确实不错。

《神农本草经》曰："葛根，味甘平。主消渴，身大热，呕吐，诸痹，起阴气，解诸毒。"

《名医别录》曰："葛根，无毒。主治伤寒中风头痛，解肌发表出汗，开腠理，疗金疮，止痛，胁风痛。"

学习经方，也要掌握每味药的特性，这样在临证的时候才能运用自如。

最后我们来总结一下桂枝加葛根汤：

六经归属：太阳病。

病位：表证。

病性：表虚证。

病机：机体欲通过汗出而表不解，同时又有津液不足、颈项部不适状态。

应用：适用于恶寒发热，汗出，脉浮缓，同时具有颈项不适表现者。

---案例 2---

# 治疗肩部疼痛 3 周案

患者，女，56 岁，因"左侧肩部疼痛麻木 3 周"于 2021 年 6 月 10 日来诊。

患者 3 周前感冒受凉后发热，自行服用退热药后热退，而后在劳累后出现左侧肩部疼痛、麻木，伴有恶风、汗出，就诊于当地医院，经过针灸等治疗后，症状缓解不明显，经朋友介绍而来诊。刻诊：左肩部疼痛麻木，恶风，汗出，无发热，口干、口苦，纳差，不咳嗽，无鼻塞流涕，无恶心欲呕，眠欠佳，易乏力。舌淡，苔白，脉弦细。

**六经辨证**：太阳少阳合病。

**拟方**：柴胡桂枝汤、黄芪桂枝五物汤加减。

**方药**：柴胡 24g，黄芩 10g，姜半夏 15g，党参 20g，生姜 30g，大枣 10g，炙甘草 6g，桂枝 15g，白芍 15g，黄芪 45g。5 剂，日 1 剂，水煎服。

＊ ＊ ＊

**二诊（6月16日）** 患者反馈服药后症状缓解，恶风、汗出明显减少，口干、口苦好转，但是麻木症状改善不明显。舌淡，苔白，脉弦细。

**方药：** 柴胡 24g，黄芩 10g，姜半夏 15g，党参 20g，生姜 30g，大枣 10g，炙甘草 6g，桂枝 15g，白芍 15g，黄芪 45g，鸡血藤 30g，威灵仙 30g。7 剂，日 1 剂，水煎服。

同时予局部刺络放血治疗，3 天一次。

*　*　*

**三诊（6月24日）** 患者反馈口干、口苦、汗出、恶风症状均已解除，麻木有所减轻。舌淡暗，脉沉细。因少阳症状已解除，上方减去小柴胡汤的部分，继续用黄芪桂枝五物汤，并加入四物汤养血活血。

**方药：** 桂枝 15g，白芍 15g，生姜 30g，大枣 10g，炙甘草 6g，黄芪 45g，鸡血藤 30g，威灵仙 30g，生地 15g，赤芍 15g，川芎 10g，当归 15g。7 剂，日 1 剂，水煎服。

患者后来反馈，服完三诊药后，麻木感已经几乎完全消失，后来亦未反复。

【**按语**】患者一诊的时候，左肩麻木，汗出，恶风，口苦，口干，纳差，既有表证，也有半表半里证，是非常典型的太阳少阳合病。患者的临床证候反应也是非常典型的条文病。

《伤寒论》第 146 条："伤寒六七日，发热微恶寒，肢节烦疼，微呕，心下支结，外证未去者，柴胡桂枝汤主之。"

"肢节烦疼"，也就是关节疼痛，这个症状在本案中出现的病机是患者发热后用西药进行了不适当的发汗退热，因而是由表证未解所致。由于过度劳累，患者出现了肩部疼痛、麻木的症状，这也是局部经络气血不通，加之血虚不荣的表现。表不解的同时，病邪又进入了少阳的半表半里，因此，一诊时以柴胡桂枝汤合用黄芪桂枝五物汤治疗血痹和局部不适。

柴胡桂枝汤在临床中的运用很多，很多慢性病、疑难病都可以用本方来解决。作为小柴胡汤与桂枝汤的合方，柴胡桂枝汤也有着解太阳少阳合病以外的作用——调气血、调营卫、和少阳、畅三焦。我常用其治疗失眠、抑郁、焦虑、惊悸，临床效果比较好。如果能够从六经层面进入病机层面来认识柴胡桂枝汤，认识到其中桂枝汤交通动静、调和营卫阴阳的作用，认识到小柴胡汤交通表里、调和三焦气血的作用，这样就能把柴胡桂枝汤"用活"了。

---
## 案例 3
---

# 治疗腰骶部冷痛案

患者，女，59 岁，因"腰骶部冷痛 4 天"于 2022 年 7 月 22 日来诊。

患者 4 天前无明显诱因出现腰骶部冷痛，伴恶风、怕冷，腰部怕冷甚。其间未经系统治疗，但冷痛症状逐渐加重。现为求中医治疗，遂来诊。刻诊：腰骶部冷痛，怕冷，伴肩背部冷汗出，稍遇热即全身汗出，遇冷遇风则腰骶部冷痛加剧。纳可，饮水一般，大便干，2~3 天一次，无口干、口苦。舌淡润，苔白腻，脉沉弦细。

**六经辨证**：少阴太阴合病。

**拟方**：四逆汤合桂枝加附子汤加味。

**方药**：蒸附片 15g（先煎 1 小时），桂枝 45g，白芍 45g，炙甘草 30g，大枣 15g，白术 30g，狗脊 30g，盐杜仲 30g，炙淫羊藿 30g，菟丝子 30g，沙苑子 30g，干姜 15g。3 剂，日 1 剂，水煎服。

* * *

**二诊（7月26日）** 患者反馈服用上方后，腰骶部冷痛好转，怕冷症状改善，大便频次与性状已恢复正常，汗出减轻。舌淡润，苔白腻，脉沉细。守上方，增大附子用量至20g，进一步温阳散寒。3剂，日1剂，水煎服。

* * *

**三诊（7月30日）** 患者反馈腰骶部冷痛基本解除，怕冷症状基本消除，大便正常，汗出减轻。舌淡润，苔白腻，脉沉细。守7月26日方，3剂，日1剂，水煎服。

8月6日患者反馈上症已痊愈。

【**按语**】患者以腰骶部冷痛为主症，就诊时穿得厚，整个人很怕冷，但是肩背部还有冷汗出。舌质淡润，苔白腻，整体上是一派机体功能沉衰的阴寒之象，因此在六经辨证上，考虑少阴太阴合病，并相应地选用了四逆汤、桂枝加附子汤合方。

本案患者尤其需要注意的是"大便干"这一症状的辨证。一般来说，大便干，2~3天一次，很容易让人考虑阳明病。但是，辨证首先要辨阴阳，而本案患者从整体症状来看，是一派阴寒沉衰之象，因此，便干不是阳明证的表现，而是太阴证的表现。所以，我在四逆汤、桂枝加附子汤的基础上加用了大剂量的白术，从二诊患者的大便频次和性状恢复情况来看，辨证为太阴病是正确的。

大剂量白术配合附子、杜仲、淫羊藿等，也有新定白术汤的含义。新定白术汤来源于肾着汤。《金匮要略·五脏风寒积聚病脉证并治第十一》曰:"肾著之病,其人身体重,腰中冷,如坐水中,形如水状,反不渴,小便自利,饮食如故,病属下焦,身劳汗出,衣里冷湿,久久得之,腰以下冷痛,腹重如带五千钱,甘姜苓术汤主之。"甘姜苓术汤即肾着汤。

肾着汤这首方的特点在于整首方没有一味治肾的药,但是却能治疗以"腰以下冷痛,腹重如带五千钱"为主症的肾着病。新定白术汤则是在肾着汤基础上直接加入温肾阳、填肾精的附子、杜仲等而成,能够与肾着汤原本的思路相得益彰。

本案患者迟脉沉细、腰冷痛,提示有肾阳虚弱、肾精不足的证候,因此取新定白术汤思路,加入平补肾阳、温督脉的狗脊、盐杜仲、炙淫羊藿、菟丝子、沙苑子,这是我临床上比较喜欢用的几味补肾药,不是特别的温燥。另外,四逆汤中附子的用量也需要注意。在临床应用四逆汤、真武汤、小破格救心汤这类以附子为主药的温阳方剂时,刚开始不用一下子就用太大剂量的附子,应该从小剂量开始,缓慢增加,以防患者出现上火等不良反应。附子虽有一定毒性,但用量该大则大,该小则小,不可拘泥,应具体情况具体分析。

本案中,桂枝汤合附子,即桂枝加附子汤,也是从表阴证来论治的一首常用方。

## 案例 4

# 治疗突发双脚踝红肿发热案

患者，男，60 岁，因"双脚踝红肿 3 天"于 2022 年 4 月 26 日来诊。

患者 3 天前无明显诱因出现双下肢红肿、发热、疼痛，自行泡脚后，症状未见缓解，遂在家属陪同下来诊。询问其病史，既往有高尿酸血症病史，经过治疗后尿酸指标一度恢复正常；有脑梗死病史，并遗留血管性痴呆；有高血压病史，服用降压药控制；有支气管扩张病史。询问患者个人生活情况，得知其吸烟 40 余年，平时缺乏运动。刻诊：双踝关节红肿热痛、关节变形，压痛明显，纳可，眠差，大便可，小便偏黄。舌淡红，舌中凸起，苔黄厚浊腻、中有裂纹，脉弦细。辅助检查：血尿酸检查示尿酸 580μmol/L。

**六经辨证：**太阴阳明合病。

**拟方：**三仁汤合四妙散加减。

**方药：**焯苦杏仁 10g，薏苡仁 45g，白豆蔻 6g，姜半夏

20g，滑石粉 20g（布包），淡竹叶 6g，黄柏 10g，牛膝 20g，麸炒苍术 30g，知母 20g，土茯苓 30g，绵萆薢 30g，陈皮 15g。3剂，日 1 剂，水煎服。

另加火针局部放血治疗。

4 月 29 日患者家属反馈上症已，患者双脚踝关节虽然变形，但已无红肿热痛感。

【按语】患者是我的老病号，本次突发双脚踝部红肿热痛，其家属马上带其来治疗。患者除脚踝肿痛外没有特别的症状，但舌苔黄腻厚浊，考虑湿热下注为患。湿热阻碍于局部经脉，壅塞不通，因此选用三仁汤合四妙散，加上火针治疗。

四妙散由苍术、黄柏、薏苡仁、牛膝组成，功效为清热利湿，主治脚膝红肿、下肢痿软等属湿热下注者。方中黄柏苦寒，功擅清热燥湿，长于清下焦湿热；苍术辛苦，健脾燥湿之力显著，二药合用，清热、燥湿、健脾，标本兼顾。薏苡仁淡渗利湿，且可舒筋除痹；牛膝补益肝肾，强筋壮骨，并引药下行。全方共奏清热燥湿止痛之效。

湿热之邪，无论从表得之还是由内而生，均不能用汗法、下法等常规思路治疗，而必须考虑其特殊性，在开宣上焦气机的基础上，让湿热在中焦运化、从下焦清利而出。

三仁汤由杏仁、白蔻仁、薏苡仁、厚朴、半夏、通草、滑石、竹叶组成。治以清热解毒、芳化淡渗为法。主治湿温初起，邪留气分，湿盛热微，头痛恶寒，身重疼痛，面色淡黄，胸闷不饥，午后身热，舌白不渴，脉弦细而濡者。

　　三仁汤这首方临床上用于外感病也非常多。对于感冒后咳嗽、有痰、鼻塞流涕的患者，首先要辨伤寒、温病，关键在于舌象。舌红点刺、苔腻而浊者，多属于湿热病，用三仁汤。

　　本案患者至 4 月 29 日复诊时，双脚已经无红肿发热，但观其舌象仍有黄腻苔，其体质非一时能够改善。患者素有支气管扩张，但是仍然吸烟，平时缺少运动，这样的生活方式对于病情颇为不利。医生固然能够解一时的燃眉之急，但是生活习惯、生活方式还是需要靠患者自己和其家人一起努力去改变，以避免疾病复发。

## 案例 5

# 柴胡加龙骨牡蛎汤治疗癫痫案

患儿，男，5 岁，因"抽搐反复发作 1 月余"于 2023 年 7 月 31 日来诊。

患儿于 1 个月前无明显诱因突发抽搐，每日发作 1 次，表现为摔倒、四肢发硬，持续 2~3 分钟。在外院经脑电图检查诊断为"癫痫"，头颅 MRI 检查排除中枢神经系统器质性病变，服用西药抗癫痫治疗后症状未见明显好转，遂由家属带来就诊。刻诊：每日 1 次抽搐发作，纳可，眠可，二便调，无发热恶寒。舌胖大、边尖红，舌质淡润，苔稍白腻，脉细。

**六经辨证：**少阳太阴合病。

**拟方：**柴胡加龙骨牡蛎汤合温胆汤加减。

**方药：**北柴胡 10g，黄芩 5g，党参 10g，姜半夏 10g，桂枝 10g，炙甘草 6g，茯苓 10g，白术 10g，生龙骨 15g，生牡蛎 15g，生磁石 10g，枳壳 10g，竹茹 6g，陈皮 6g，蝉蜕 6g，炒僵蚕 6g。7 剂，日 1 剂，水煎服。

* * *

**二诊（8月10日）** 患儿家属反馈，近来未见抽搐发作。刻诊：汗多，大便调，舌胖大、边尖稍红，舌质淡润，苔稍白腻，脉细。

**六经辨证：**少阳太阴合病。

**拟方：**柴胡加龙骨牡蛎汤加减。

**方药：**北柴胡 10g，黄芩 5g，党参 10g，姜半夏 10g，桂枝 10g，炙甘草 6g，茯苓 10g，白术 10g，煅牡蛎 15g，煅龙骨 15g，炒白芍 10g，大枣 10g，蝉蜕 6g，炒僵蚕 6g，全蝎 3g，蜈蚣 3g，生姜 3 片。5 剂，日 1 剂，水煎服。

* * *

**三诊（8月20日）** 症状同前，未见抽搐发作，仍有汗多的情况。舌质、脉象同前，舌苔已经由厚转薄，不再有腻苔。嘱继续服上方 7 剂，以巩固疗效。

**【按语】**一诊时患儿除了抽搐外没有其他症状，分析舌、脉象，舌边尖红可以考虑少阳病，舌质淡润考虑水饮停聚，苔稍白腻考虑痰湿阻滞，整体辨证为少阳太阴合病，水饮内停，痰湿阻滞。选方为柴胡加龙骨牡蛎汤合温胆汤，加僵蚕、蝉蜕祛风止痉，升气中之清阳。

二诊时前方中生龙骨、生牡蛎改为煅龙骨、煅牡蛎，去陈皮、枳壳、竹茹，加白芍、全蝎、蜈蚣、生姜，用的是止痉散的思路。

患儿抽搐反复发作，西医诊断为"癫痫"，服用西药没有取得明显效果。这类中枢神经系统的功能性病变，运用中医中药的方法是可以大有所为的。对本案患儿通过中医辨证，运用柴胡加龙骨牡蛎汤加减治疗，取得了比较好的效果，但这类疾病一般比较顽固，仍需要服药巩固，远期疗效也还需要随访了解。

《伤寒论》和《金匮要略》中运用龙骨、牡蛎起敛降、安神效果的方剂共有4首。

《伤寒论》第107条："伤寒八九日，下之，胸满烦惊，小便不利，谵语，一身尽重，不可转侧者，柴胡加龙骨牡蛎汤主之。"这是伤寒误下，病入少阳，邪气弥漫，烦惊谵语的证治。

《伤寒论》第112条："伤寒脉浮，医以火迫劫之，亡阳，必惊狂，卧起不安者，桂枝去芍药加蜀漆牡蛎龙骨救逆汤主之。"这是伤寒误用火法，亡心阳而惊狂的证治。

《伤寒论》第118条："火逆下之，因烧针烦躁者，桂枝甘草龙骨牡蛎汤主之。"这是伤寒误治致心阳虚烦躁的证治。

《金匮要略·血痹虚劳病脉证并治第六》曰："夫失精家，少腹弦急，阴头寒，目眩发落，脉极虚芤迟……男子失精，女子梦交，桂枝加龙骨牡蛎汤主之。"这是阴阳两虚、遗精梦交的证治。

以上各方都有一个共同特点，就是都有惊狂、烦躁、卧起不安、失精梦交等精神情志方面的症状。由此可见，龙骨、牡蛎二味药在治疗这类疾患时可以起到比较好的镇惊、安神、敛降效果。

桂枝加龙骨牡蛎汤、柴胡加龙骨牡蛎汤这两首方，在神经内科临床应用很多，尤其是柴胡加龙骨牡蛎汤，治疗有失眠、焦虑、烦躁等症状的患者，辨证准确的话很容易取得确切的疗效。其中，柴胡加龙骨牡蛎汤组方为：柴胡四两，龙骨、黄芩、生姜、铅丹、人参、桂枝、茯苓各一两半，半夏两合半，大黄二两，牡蛎一两半，大枣六枚。

本方中铅丹一味药，由于有重金属毒性，一般用磁石、珍珠母、朱茯神等同样有镇静安神功效的药物代替。龙骨、牡蛎、磁石这些重镇安神之品，用量都要大才能起效，小儿可以从 15g 起步，成人一般从 30g 起步，均可以用到 90g。当然，由于龙骨、牡蛎、磁石等质地较重，易残留在药渣中，影响胃的消化吸收功能，对脾胃虚弱的患者，易造成胃胀、胃痛等不良反应，因此素有胃病者应慎用本方。

另外，方中大黄可以视患者大便畅通情况加入或减去。对一些有心脑血管病史的老年人应用本方时，考虑到需要保持其大便畅通，一般都会加入大黄，用原方思路。

我在临床上应用柴胡加龙骨牡蛎汤治疗以失眠、烦躁等为主症的不寐病、抑郁状态、焦虑状态、更年期综合征、双相情感障碍等疾病证属少阳证者，确有较好疗效。

---

## 案例 6

# 桂枝芍药知母汤合四妙散治疗膝关节疼痛案

患者，女，56 岁，因"右膝关节疼痛 1 个月"于 2022 年 11 月 3 日来诊。

患者 1 个月前无明显诱因出现右膝关节疼痛，下蹲时疼痛加剧，不伴有局部皮肤红肿，局部皮肤温度正常。在外院行 X 线片检查示"右膝关节骨质增生"，现为求中医治疗，遂来诊。刻诊：右膝关节疼痛，下蹲时疼痛加重，局部皮肤无红肿、温度正常，怕风怕冷，饮食可，眠可，大小便正常。舌淡、瘦小，苔白腻，脉沉细。

**六经辨证：** 少阴太阴合病，风寒湿凝滞经脉。

**拟方：** 桂枝芍药知母汤合四妙散加减。

**方药：** 桂枝 15g，白芍 15g，麻黄 6g，知母 10g，防风 10g，白术 30g，细辛 6g，牛膝 15g，薏苡仁 45g，黄柏 10g，蒸附片

10g（先煎半小时），鹿衔草15g。7剂，日1剂，水煎服。

* * *

**二诊（11月10日）** 患者反馈服药后右膝关节疼痛明显改善，下蹲时不再出现疼痛。舌淡，苔白，脉沉细。守上方，加鸡血藤30g、茯苓45g。7剂，日1剂，水煎服。

11月29日患者反馈上症已。

【按语】患者表现出来的临床症状反应并不典型，六经辨证主要是根据舌、脉来进行。患者舌淡、苔白腻、脉沉细，是一派阴寒、机体功能沉衰之象，是明显的阴证，考虑里虚寒的太阴病；膝关节疼痛，怕风怕冷，为在表的少阴病。选用桂枝芍药知母汤为主方治疗，加入祛风止痛、通窍化饮的细辛，实际上用到了麻黄附子细辛汤来温通经脉。

四妙散具有清热除湿、祛风通络等功效，我在临床中常用其治疗下肢疾患证属湿邪下注者，并重用薏苡仁。鹿衔草味甘、苦，性温，归肝、肾两经，治疗风湿痹证。鹿衔草味苦能燥，味甘能补，因此既能祛风湿，又能够入肝肾而强筋骨。

二诊时患者症状有所改善，在上方基础上加鸡血藤、茯苓两味药以活血利水。

《金匮要略·中风历节病脉证并治第五》曰："诸肢节疼痛，身体尪羸，脚肿如脱，头眩短气，温温欲吐，桂枝芍药知母汤主之。"

桂枝芍药知母汤组成如下：桂枝四两，芍药三两，甘草二两，麻黄二两，生姜五两，白术五两，知母四两，防风四两，附子（炮）二枚。上九味，以水七升，煮取二升，温服七合，日三服。

本方是由桂枝汤增桂枝、生姜用量，去大枣，加麻黄、防风、白术、附子、知母而成。增加桂枝、生姜用量并加入麻黄、防风，旨在发汗解表并治呕逆；加入白术、附子功在利湿祛寒除痹，佐以知母消肢体肿，故全方用于治疗风湿关节痛、肢体肿而气冲呕逆者。

## 案例 7

# 保和丸加减治疗小儿抽动症案

患儿，男，6 岁，因"抽动 6 个月"于 2023 年 6 月 17 日来诊。

患儿 6 个月前无明显诱因出现偶发的眼睑和面部肌肉快速、突发、无规律抽动，不伴有意识障碍，无发热恶寒。1 周前抽动频率增加，在我院诊断为"抽动障碍"，经中医治疗后眼睑和面部肌肉抽动好转，但出现腹部、颈部肌肉抽动，性质同前，遂来就诊。刻诊：腹部及颈部肌肉快速、无规律抽动，不伴有疼痛或肢体麻木，出汗多，无发热恶寒，无咳嗽及鼻塞流涕，纳一般，寐可，二便调。舌边尖红，有草莓红点，舌中部苔白厚腻浊；左脉弦滑，右脉弦。

**六经辨证**：太阴病。

**拟方**：保和丸加减。

**方药**：建曲 10g，净山楂 10g，陈皮 10g，茯苓 10g，姜半夏 6g，灯心草 6g，淡竹叶 6g，白芍 15g，炙甘草 10g，葛根

20g，党参 10g。5 剂，日 1 剂，水煎服。

\* \* \*

**二诊（6月24日）** 患儿家属反馈颈部、腹部抽动减轻。察其舌脉，舌红，苔腻浊，脉弦滑。守上方，加炒白扁豆、山药各 10g。7 剂，日 1 剂，水煎服。

\* \* \*

**三诊（7月1日）** 患儿家属反馈近期已无抽动现象，纳欠佳，大便两天一次，偏硬。舌边尖点刺、尖红，舌中后部苔白腻。守6月24日方，加白术 30g、鸡矢藤 15g。7 剂，日 1 剂，水煎服。

10 月 23 日患儿因咳嗽来诊，家属诉当前未见有抽动症状出现。

【按语】患儿刻下的主要表现为腹部、颈部抽动，其他临床症状反应较少，因此主要从病理产物的角度来看其问题。从舌象来看，有痰浊、水饮、郁热、食积等，因此我选用了保和丸。灯心草、淡竹叶清热除烦，使邪热从小便而解；葛根解痉止痛；"土虚则木摇"，因此加入党参滋养中焦脾土。

二诊时患儿症状缓解，在上方基础上加炒白扁豆、山药以利水健脾。

三诊加入白术，亦是取参苓白术散的含义，舌中后部苔仍白腻，加入鸡矢藤健脾消食化积。

很多人会有疑问，保和丸这个小方子能治小儿抽动症吗？答案是当然可以。

　　小儿抽动症这个病在我们神经内科门诊见得很多，治疗起来已经有比较成熟的经验了。无非是三方面的问题：一，外感寒热，表征未解，迁延日久；二，中焦不通或食积、痰浊等凝聚；三，患儿面临的家庭环境及来自学业、家长的压力，导致其形成刻意的抽动动作。

　　从六经的角度来看，抽动症常常需要从太阳、太阴、少阳三个方面来考虑。有表证当然先解表；有食积、痰浊就消食、化痰、导滞；家庭环境和面临压力的问题比较难解决，也是这类疾病反复发作、难以根治的原因，需要患儿和家长的共同努力。

　　本案患儿就是典型的中焦食积、痰浊导致的抽动症。在这种情况下保和丸的作用不容忽视，它通过化食积、消痰浊来调升降、通中焦。

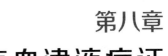

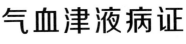

# 第八章
# 气血津液病证

---

案例 1

---

# 反复发热 12 年，7 剂而愈

患者，女，32 岁，因"反复发热 12 年"于 2023 年 10 月 21 日来诊。

患者 12 年前因无明显原因出现发热，在某医院就诊，被诊断为"左侧腹壁淋巴管瘤"，经保守治疗后热退，但不久又发热，其后发热反复发作。8 年前，在某医院就诊，诊断为"乳糜性腹水、淋巴管瘤、右肾萎缩"，后反复进行多次手术治疗。12 年来，患者反复出现发热症状，每隔几天即发作一次。每次症状发作时，先出现两胁胀痛感，而后不久即出现体温升高，热势较高，每次可达 40℃以上。每于发热时，或在当地社区卫生院打针、输液治疗，或自行物理降温，现经人介绍来诊。刻诊：发热，最高约 41℃，伴两胁疼痛、腹部表皮痛，睡眠差，易醒，纳可，大便每天一次、偏干，小便少，无恶寒，无口干、口苦。舌淡润、紫暗，舌面水滑，苔薄白，脉沉细。

**六经辨证：**太阴阳明合病，血虚水饮，郁久化热，瘀热成脓。

**拟方：**四逆汤、薏苡附子败酱散、当归芍药散、桂枝茯苓丸合方加减。

**方药：**蒸附片15g（先煎1小时），干姜15g，炙甘草15g，薏苡仁45g，败酱草30g，当归15g，盐泽泻20g，茯苓75g，白术45g，制川芎10g，泽兰15g，肉桂10g，燀桃仁10g，赤芍15g，连翘20g。7剂，日1剂，水煎服。

2023年11月25日，患者因其他疾病前来就诊，诉服用上方后，1个月内未发热。

**【按语】**患者反复发热12年，诊断为左侧腹壁淋巴管瘤，其间经历多次手术和对症治疗，仍然有反复发热的症状。在这种情况下，我们在诊治的时候就不能被西医病名和诊断所掣肘，而应该运用六经辨证，先对患者形成一个总体上的基本判断。舌淡润，苔水滑，脉沉细，是一派机体功能沉衰的征象，判断为里虚寒的太阴证，血虚水饮。患者发热时体温很高，这种高热在舌、脉象上都没有印证，也不伴有表证，因此判断为局部郁热的阳明证。那么，患者有半表半里证吗？我认为本案的"两胁胀痛"不足以作为判定少阳证或厥阴证的依据，应是局部郁热导致的高热的附属症状。

患者既往经西医诊断为腹壁淋巴管瘤、乳糜性腹水，也证明患者有郁热、血瘀、水饮的病理产物。从气血津液辨证来讲，其病机就是阳虚水饮，郁久化热，瘀热成脓。因此，我选择了四逆汤、薏苡附子败酱散、当归芍药散、桂枝茯苓丸组成合方。

患者病程日久，如果单纯使用附子来温阳托表，可能排脓的力量不够，因此配伍干姜，选择四逆汤来温阳化饮。当归芍药散养血利水，桂枝茯苓丸活血消癥，同时加入活血化瘀、利水消肿、解毒消痈的泽兰。患者腹部郁热结块，加入连翘来清郁热、散结。

本案中，起到排脓作用的主方是薏苡附子败酱散，该方出自《金匮要略·疮痈肠痈浸淫病脉证并治第十八》："肠痈之为病，其身甲错，腹皮急，按之濡，如肿状，腹无积聚，身无热，脉数，此为腹内有痈脓，薏苡附子败酱散主之。"

薏苡附子败酱散方组成：薏苡仁（十分），附子（二分），败酱草（五分）。上三味，杵末，取方寸匕，以水二升，煎减半，顿服，大便当下。

原文中"其身甲错"的体征描述原指腹皮状如鱼鳞。"腹皮急，按之濡，如肿状，腹无积聚"指腹皮外虽拘急，但按之则虚软无力；腹胀满，虽形似肿状，但细按其腹内并无凝结物之感。"身无热，脉数"，意指有郁热在里的阳明证。脉数主热，患者反而身无热，说明热不在表，当为里热，而里热产生的原因为肠内有痈脓无疑。因此，薏苡附子败酱散就是用来治疗阳虚水饮郁结里热的肠痈证候的。

从用药角度来解读，本方重用薏苡仁，排脓消痈止痛，又利行肠胃；附子辛通助阳，化痈排脓；败酱草活血排毒以消痈肿。服药后，脓毒败血污浊之物自当从大便排出，肠痈自愈。

患者症状反应不典型，反复治疗，反复手术，反复发热，阳气虚，有水饮、郁热、瘀血，在开始的时候，我选了几个方一起治疗，取得了比较好的效果。

当归芍药散、桂枝茯苓丸这两个方，是我们临床上血水同治、活血化瘀的常用方剂。这两个方都出自《金匮要略》。当归芍药散之前已经多次提及，这里讲一下桂枝茯苓丸。

桂枝茯苓丸出自《金匮要略·妇人妊娠病脉证并治第二十》："妇人宿有癥病，经断未及三月，而得漏下不止，胎动在脐上者，为癥痼害。妊娠六月动者，前三月经水利时，胎也。下血者，后断三月衃也。所以血不止者，其癥不去故也，当下其癥，桂枝茯苓丸主之。"

原文中，本方的病机为胞宫瘀血，但实际上有瘀血阻于下焦者皆可以应用。方中丹皮、赤芍、桃仁三味药重在破血化瘀；桂枝则能温通血脉，行气以活血；茯苓利水。本方与当归芍药散的区别在于以活血、破瘀、行气为主，而当归芍药散则是以养血利水为主。这两个方剂都是治疗月经病、产后病、更年期综合征等症见"血不利则为水"者的利器。

临床上，大柴胡汤合桂枝茯苓丸是运用经方理论时常用的合方。胡希恕老先生善用本合方治疗一些疑难病、杂病，如头痛、中风、哮喘、胸痹心痛等属少阳阳明合病夹瘀血水饮者。

案例 2

# 高热不退，脓毒血症，2 剂而解——论急危重症辨阴阳的重要性

患者，男，67 岁，因"左侧肢体乏力 4 个月，加重 2 天"于 2023 年 2 月 24 日来诊。

患者家属代诉患者 4 个月前无明显诱因突然出现左侧肢体乏力，无法行走及持物，偶有饮水、饮食呛咳，无头晕头痛，无一过性晕厥，言语欠清，无吞咽困难，无肢体抽搐，在某医院住院治疗，被诊断为"脑梗死"，具体治疗过程及用药不详，经治疗，症状有所好转后出院。出院后，患者仍有左侧肢体乏力，无法行走及持物。言语欠清，偶有饮水、饮食呛咳。2 天前，左侧肢体乏力加重，出现站立不稳，不慎摔倒，臀部着地，出现腰骶部疼痛，无法行走及持物，偶有饮水、饮食呛咳，言语欠清，发热（具体体温不详），自行服用退热药（具体药物及频次不详）后体温退至正常，不伴有吞咽困难，无肢体抽搐。发病 4 个月以来，患者神志清醒，精神欠佳，生活不

能完全自理，需使用轮椅辅助行动。纳差，二便偶有失禁，眠差，体重较前有所减轻。刻诊：左侧肢体乏力，无法行走及持物。偶有饮水、饮食呛咳，精神烦躁，言语欠清，但对答切题。手脚冰冷，腰骶部疼痛，纳、寐差，二便偶有失禁。神志清，精神差。舌红而光亮，舌尖点刺，舌苔焦黄少，仅中后部有少量舌苔，脉细数。体温41℃，脉搏123次/分，呼吸24次/分，血压106/69mmHg。当日查头颅、胸部CT检查示：①右侧基底节区、放射冠腔隙性脑梗死可能，建议做MRI检查。②脑白质疏松，脑萎缩。③双侧颈内动脉虹吸部、椎动脉硬膜内段粥样硬化。④双肺胸膜下散在磨玻璃灶，提示炎症可能。⑤双肺上叶散在肺气肿。西医诊断为：①脓毒血症；②双肺肺炎；③全身炎症反应综合征；④偏瘫；⑤脑梗死恢复期。住院前三天，予改善循环、抗感染等对症治疗，但患者一直发高热，症状缓解不明显。2月27日，我在早上查房的时候看了这个患者，状况并不乐观。刻诊：发热，烦躁，精神萎靡，手脚冰凉，舌红而光亮，舌尖点刺，舌干裂、少苔，脉沉细数。

**六经辨证：**太阴病，阳气亏虚，津液不能上承。

**拟方：**小破格救心汤加减。

**方药：**黑顺片15g（先煎1小时），干姜15g，炙甘草30g，人参片30g（另炖），酒萸肉30g，乌梅30g，白芍30g，赤芍30g，生龙骨30g，生牡蛎30g，生石膏150g。2剂，日1剂，水煎至400mL，早、晚温服。

3月1日再次查房时，患者口服中药后已无发热，神志清，精神好转，查房问诊的时候，已经能够对答如流。查其体征，手脚冰凉好转，仍舌红、干裂、少苔，脉沉细数。增加附子剂量，减石膏用量。

**六经辨证：**太阴病。

**拟方：**小破格救心汤加减。

**方药：**黑顺片20g（先煎1小时），干姜15g，炙甘草30g，人参片30g（另炖），酒萸肉30g，乌梅30g，白芍30g，赤芍30g，生龙骨30g，生牡蛎30g，生石膏75g，生白术120g，地黄30g。2剂，日1剂，水煎400mL，早、晚分服。

3月2日查房时，患者还未服第二剂药，但各项指标已恢复正常。

后患者连续3天体温正常，白细胞正常。

【按语】这个病例属于疑难急危重患者，脓毒血症，全身感染，情况比较严重。我们用中医治疗危急重症的方法有效解决了他的问题。破格救心汤就是一首应对危急重症的良方。本方为李可老先生所创，在重症患者急性心衰治疗方面用得非常多，可以说是中医急救及危急重症抢救的必备方剂。

本案患者病情危重，我详细地收集了四诊内容，判断其状况为元阳不足，阳气亏虚。患者之所以在上焦、在舌象上表现为上热，是因为坎中阳虚，蒸腾不了肾水，津液不能上承，因此用破格救心汤加减。

加大剂量石膏是因为患者热势很高，达到了41℃。用于退高热的时候，石膏要用大剂量，用药要稳、准、狠，才能立竿见影。

除了中下焦脾肾阳虚，本案患者也有阴虚、营血受劫的证候。因此，第一次加用了酸敛的乌梅，一方面养阴生津，一方面与山萸肉共同作用，敛正气而不敛邪气；大剂量的白芍和赤芍，除了加强酸收的功效，也是取叶天士《温热论》中"防止耗血动血"之意，防止脓毒血症的进一步发展。第二次在运用破格救心汤有效、阳气来复的情况下，也加用大量生地，滋阴凉血；加用大剂量生白术，意在健脾胃的同时保持患者大便通畅、气机条达。注意：对于这类重症患者，一定要注意保持大便通畅。

这个案例告诉了我们"辨阴阳"的重要性。很多刚进入临床的年轻医生不敢用附子，不敢用破格救心汤治疗高热的患者，而我们已经在这方面走了很长的路，见过也解决过很多类似问题了。

这类患者舌头是红的，有点刺，没有舌苔，像是阴虚火旺的状态，但其实本质上是阳虚。临床上一些高热患者上焦也有很明显的热象，但是一用清热解毒方法就坏了，热势反反复复，断不了根。根源就在于这种"上热"是虚火，不是真正的火，不能清热解毒，而应该引火归元，让火伏在下面，藏于坎中。

"引火归元"说起来容易，做起来却很难。很多医生临证的时候，一看到患者有痤疮、发脓，就会不由自主地想用大量的清热解毒药。事实上这类上热下寒的患者很多，包括多囊卵巢综合征、焦虑状态、抑郁状态等引起的所谓"上火""情志致火"，都不能一清了之。这些患者往往还伴有中焦不运、痰湿盘踞，出现诸如没有胃口、舌苔中后白腻浊、手脚冷、恶寒、痛经、大便稀烂、脉沉细弱微无力等一系列虚寒的症状和体征。这时的治疗，痤疮只是标，要注意脾胃、脾肾阳气为本的功能调整。

同理，对于化脓性扁桃体炎，症见反复发热、口腔溃疡反复不愈、口干、眼干等，也是一样的思路，所谓"见热非热，见火非火"，因此一定要仔细审查，谨辨阴阳。中医之难，难在辨阴阳；中医之易，亦在辨阴阳。经方六经辨证体系，其基础、核心也是辨阴阳。只有不断在临床中磨炼，才能深刻体会这一点——阴阳为纲。中医的功夫全在乎阴阳。要立大志、下苦功、多实践、勤反思，才能有所领悟、有所创新。

危急重症患者除了坎中之阳虚衰，还有一个重要问题就是胸中大气下陷。一些脑梗死患者需要行气管切开术、气管插管辅助呼吸，这其实也是宗气不足、大气下陷的表现。

宗气，亦称胸气、大气、胸中大气。宗气积于胸中，以肺从自然界吸入的清气和脾胃运化饮食而生成的水谷精气为主要组成部分。宗气的生成直接关系到一身之气的盛衰。

《灵枢·邪客》说："宗气积于胸中，出于喉咙，以贯心脉，而行呼吸焉。"宗气上走息道，推动肺的呼吸。因此，呼吸、语言、发声皆与宗气有关。患者呼吸功能不足，需要插管辅助时，我们就需要通过恢复其胸中大气，使其呼吸功能恢复正常。

恢复宗气的运行需要用大剂量的生黄芪。这里就必须提及《医学衷中参西录》中著名的升陷汤。升陷汤合破格救心汤也是我在临床上治疗肾阳虚衰合并胸中大气不足者常用的一个合方，也是我们中医经典病房治疗一些重症患者必备的一个处方。

———— 案例 3 ————

# 桂枝加附子汤加减治疗新冠病毒
# 感染后汗出不止案

患者，女，45 岁，因"不自主汗出半月"于 2023 年 1 月 9 日来诊。

患者半个月前（2022 年 12 月 23 日）感染新冠病毒痊愈后出现不自主汗出，白天汗出多，动则尤甚，夜寐盗汗，伴咳嗽，咽喉有痰，口干，未予重视，未经治疗。症状逐渐加重，影响日常生活，遂来诊。刻诊：白天自汗出，动则加剧，夜间盗汗，伴咳嗽、咳痰，口干，无口苦，无胸闷、气喘。纳差，眠差易醒。舌淡白，苔白腻，脉沉细数。

**六经辨证**：少阴太阴合病。

**拟方**：桂枝加附子汤、半夏厚朴汤加减。

**方药**：蒸附片 15g（先煎 1 小时），桂枝 15g，白芍 15g，大枣 10g，炙甘草 10g，仙鹤草 60g，生龙骨 30g，生牡蛎 45g，姜厚朴 15g，姜半夏 15g，生姜 15g，茯苓 30g，苏子 10g。5 剂，日 1 剂，水煎服。

\* \* \*

**二诊（2月6日）**　患者反馈，服药后上症中咳嗽、咳痰已愈。仍有白天汗出，动则尤甚，盗汗。头晕目眩，时有耳鸣，恶心欲呕，心悸。眠差易醒，醒后难眠。舌淡白，苔黄腻，脉沉细数。

**六经辨证：** 太阴病。

**拟方：** 桂甘龙牡汤、苓桂术甘汤、升陷汤加减。

**方药：** 桂枝 20g，炙甘草 10g，茯苓 30g，生龙骨 45g，生牡蛎 45g，白术 20g，泽泻 15g，天麻 30g，生磁石 30g，石菖蒲 15g，远志 15g，黄芪 30g，党参 20g，升麻 5g，柴胡 3g，桔梗 10g。3 剂，日 1 剂，水煎服。

\* \* \*

**三诊（2月13日）**　患者反馈自汗、盗汗同前，耳鸣已除，胸闷、心悸减轻，夜寐易醒好转。仍有头晕目眩，时有恶心欲呕。舌暗，苔白厚腻，脉稍弱，双关滞涩。

**方药：** 桂枝 20g，炙甘草 10g，茯苓 30g，煅龙骨 30g，煅牡蛎 30g，白术 20g，盐泽泻 15g，天麻 30g，生磁石 30g，黄芪 30g，党参 20g，升麻 5g，柴胡 3g，桔梗 10g，炒白芍 15g，大枣 15g，蒸附片 15g（先煎 1 小时）。5 剂，日 1 剂，水煎服。

\* \* \*

**四诊（3月8日）**　患者反馈已无盗汗，白天汗出恢复正常，仍偶有头晕、心悸，继续用药调理。

【按语】本案患者白天自汗出，动则加剧，脉沉细，为少阴病；咽喉有痰，舌淡，苔白，脉沉细，为太阴病。因此判定为少阴太阴合病，外有表寒，内有痰气。其主诉的汗出，为典型的新冠病毒感染后运用错误的发汗方法治疗导致的从阳证陷入阴证的"漏汗"。

最近，我在门诊看了不少新冠后期出现汗出不止问题的患者。汗出不止的原因一般有以下两点：①服用解热镇痛类西药过度发汗，表气虚、表阳虚导致汗出不止。②过度使用清热解毒药物，损伤肺卫，肺气虚、脾阳虚导致汗出不止。

这段时间我见到的这类患者，或寸脉弱，或舌淡胖，或舌苔水滑，这些都是脾肾阳虚、肺脾气虚的特点。

我治疗这类新冠后汗出不止的患者，常用的方子是桂枝加附子汤。该方来源于《伤寒论》第20条："太阳病，发汗，遂漏不止，其人恶风，小便难，四肢微急，难以屈伸者，桂枝加附子汤主之。"

临床上，考虑到患者常兼有表气虚、肺卫失司的情况，我常将桂枝加附子汤与玉屏风散合用。具体拟方为：蒸附片10g（先煎半小时），桂枝15g，白芍15g，生姜15g，大枣10g，炙甘草10g，黄芪30g，白术15g，防风10g，煅龙骨30g，煅牡蛎30g，仙鹤草60g。一般情况下，3~5剂就可以明显地改善汗出过多的症状。如果症状缓解不明显，或伴有严重恶寒、冷汗出、清稀水样便、四逆、膝盖以下冰冷、脉沉细微、舌淡白，则改为小破格救心汤：蒸附片30g（先煎2小时），干姜 30g，炙甘草 45g，山萸肉 60g，人参 15g，茯苓 30g，白术 30g，煅龙骨 45g，煅牡蛎 45g。

因此，并非所有漏汗的患者都是用桂枝类方治疗的。事实上，现代人嗜食冷饮、水果，喜欢吹空调、不注意保暖的生活方式，很容易导致严重的脾肾阳虚。对于这类主诉自汗出的患者，可能初诊就会诊断为六经中的太阴证，应用小破格救心汤。可以说，万变不离其宗，抓准导致症状和疾病的核心病机，才是辨证论治的关键。

# 盗汗不全是阴虚火旺——从表论治盗汗

患者，女，61岁，因"盗汗1年"于2022年9月29日来诊。

患者1年前无明显原因出现盗汗，在当地医院接受中医治疗，症状改善不明显，今来诊。刻诊：盗汗，夜尿频，每晚起夜3~5次，晨起口干，无口苦，怕冷，右膝关节疼痛，纳可。大便日1次，性状正常。舌红，苔白，脉沉细。

**六经辨证：** 少阴太阴阳明合病。

**拟方：** 四逆汤合桂枝加龙骨牡蛎汤加苓术。

**方药：** 蒸附片15g（先煎1小时），干姜10g，炙甘草15g，桂枝15g，白芍15g，大枣10g，茯苓20g，白术15g，生龙骨30g，生牡蛎30g，生姜3片（自备）。3剂，日1剂，水煎服。

10月9日，患者反馈服药后症状好转，继续服上方6剂。

10月16日，患者服完6剂后反馈盗汗已愈，且夜尿频的症状也有了明显的改善，每晚仅起夜1~2次。

【按语】本案患者的盗汗，前面医生的治疗效果不明显，观其处方，多以滋阴清热为主。其实这是由于"阴虚盗汗"的固化思维导致没有进行整体辨证而致的错误。患者汗出，夜尿频，怕冷，整体是一派阴寒、机体功能沉衰的表现，已经出现阳气不足的一面，那么其盗汗就不太可能是阴虚所致，而是阳明之虚热逼汗外出、卫表不固的表现。

因此，本案处方中用四逆汤扶阳，用桂枝汤中桂枝合炙甘草辛甘化阳，用白芍酸收敛阴止汗，用炙甘草配合芍药酸甘化阴以达调和营卫之功，并加龙骨、牡蛎潜镇摄纳，使阳气能够固摄、阴精能够内守，以达阴平阳秘、精不外泄之功。

桂枝加龙骨牡蛎汤出自《金匮要略·血痹虚劳病脉证并治第六》："夫失精家，少腹弦急，阴头寒，目眩发落，脉极虚芤迟，为清谷、亡血、失精。脉得诸芤动微紧，男子失精，女子梦交，桂枝加龙骨牡蛎汤主之。"

桂枝加龙骨牡蛎汤方：桂枝三两，芍药三两，生姜三两，甘草二两，大枣十二枚，龙骨三两，牡蛎三两。上七味，以水七升，煮取三升，分温三服。

桂枝加龙骨牡蛎汤是在桂枝汤的基础上加龙骨、牡蛎组成。取桂枝汤调和营卫、阴阳的功效。因失精之人由阴累阳，阴阳两虚，既见失精、头眩、阴头寒等阳虚之象，又见盗汗、发落、骨胫酸等阴虚之象。因此其治疗策略不是通过直接滋肾温阳来解决问题，而是通过桂枝汤和谐阴阳，阳生阴长，相互化生来恢复机体的运行功能。加龙骨、牡蛎，意在涩精止遗、镇静安神、潜镇摄纳。

对于本案，大家可能会有疑问：桂枝加龙骨牡蛎汤明明是治疗失精的方子，为什么也可以用于汗证呢？其实其中"下焦虚而精不固守"的病机是一样的。当然，合四逆汤，自然也取桂枝加附子汤治疗漏汗不止的含义。

## 案例 5

# 逍遥散合酸枣仁汤治疗情绪低落 10 年案

患者，男，27 岁，因"情绪低落 10 年，再发加重伴失眠 1 个月"于 2022 年 9 月 23 日来诊。

患者自诉 10 年前被同学欺凌后出现情绪低落，兴趣下降，心烦易怒，紧张不安，思虑过度，不愿沟通，有暴力倾向，曾有自杀倾向，无幻听、幻觉，无恶心、呕吐，病后未治疗，症状亦未能自行缓解。1 个月前无明显诱因出现上述症状再发加重，伴失眠，难入睡，曾有自杀倾向，无幻听、幻觉，无恶心、呕吐，无发热，病后未治疗，症状未能自行缓解，遂来诊。刻诊：情绪低落，兴趣下降，心烦易怒，紧张不安，思虑过度，失眠，难入睡，不愿沟通，无幻听、幻觉，无恶心、呕吐，大小便正常。舌淡、边有齿痕，苔白，脉弦细。

**六经辨证：**少阳太阴合病。

**拟方：**逍遥散、酸枣仁汤。

**方药：**北柴胡 15g，当归 10g，炒白芍 12g，茯苓 30g，白术 20g，薄荷 6g，百合 30g，莲子 30g，郁金 15g，合欢花 15g，炒酸枣仁 30g，知母 15g，酒川芎 6g。7 剂，日 1 剂，水煎服。

同时结合心理疗法——暗示治疗，叮嘱患者从简单的写日记开始，记录自己每天的变化。适当运动，如站桩，练习导引、八段锦等。

＊ ＊ ＊

**二诊**（10 月 31 日） 情绪平稳，能入睡，易醒，无口干、口苦，纳可，大便正常。舌红，苔薄白，脉沉。守上方减少炒酸枣仁至 20g，加五味子、茵陈各 10g。7 剂，日 1 剂，水煎服。

＊ ＊ ＊

**三诊**（11 月 8 日） 上症，情绪平稳，时有入睡困难，易醒，无口干、口苦，纳可，大便正常。舌红，苔薄白，脉沉。守 10 月 31 日方，加陈皮 15g。7 剂，水煎服。

＊ ＊ ＊

**四诊**（11 月 21 日） 情绪平稳，睡眠正常，纳可，大便正常。舌红，苔白，脉沉。守 10 月 31 日方，加薏苡仁 45g。7 剂，日 1 剂，水煎服。

此后患者未再继续就诊，微信随访，反馈症状尚平稳，睡眠、情绪可。叮嘱其继续调整心态，适当运动、读书，养成良好的生活习惯。

【**按语**】患者心烦易怒，紧张不安，脉弦，可辨证为少阳证；舌淡、边有齿痕，苔白，脉细，考虑为太阴病，肝郁脾虚，血虚水饮。

逍遥散合酸枣仁汤是我在临床中比较常用的一首合方，特别是对于青少年和成年女性的失眠、焦虑、抑郁等问题，我运用得比较多。

逍遥散出自《太平惠民和剂局方》。组成：柴胡 15g，当归 15g，白芍 15g，白术 15g，茯苓 15g，生姜 15g，薄荷 6g，炙甘草 6g。主治：肝郁血虚，而致两胁作痛，寒热往来，头痛目眩，口燥咽干，神疲食少，月经不调，乳房作胀，脉弦而虚者。

酸枣仁汤为《金匮要略》方，辨证要点为虚烦不得眠，心悸盗汗，头目眩晕，咽干口燥，脉弦或细数。对于长期睡眠不足的人，特别是老年人、病后体虚者、有慢性病者都可选用此方。

酸枣仁的用量临床需根据患者的体质、胖瘦决定。酸枣仁养肝敛魂，佐以茯苓，安神镇静；知母清热润燥，滋肾以养肝，清热以安神；炙甘草莫安中土，以养五脏。本方尤妙在川芎一味，辛温走窜，在一众敛润药中，用于条达肝气，有调和阴阳的作用。本方在《千金翼方》中加入了麦冬、干姜，治伤寒吐下后，心烦气乏不得眠，更有利于接合阴阳。

## 案例 6

# 治疗一例乳腺癌术后出血案

患者，女，82岁，因"右乳腺癌术后5年，伴胸部渗血18天"于2022年11月21日来诊。

患者家属诉2017年发现其右侧乳房肿物至大庆某医院就诊，右乳肿物病理检查提示：化生性癌，化生成分为鳞状细胞。瘤体大小3.5cm×2.2cm×2cm，乳头及基底未见癌细胞侵及。2017年8月在全麻下行右侧乳腺改良根治术。术后未做化疗、放疗及靶向治疗，亦未复查。2020年5月因发现"右胸部肿物再发2个月"至北京某医院就诊，查乳腺彩超提示右侧胸壁切口上方肌层内实性低回声肿物，考虑乳腺癌局部复发，予手术切除治疗。2020年11月再次发现"右胸部肿物"再至某医院就诊，医生考虑乳腺癌复发可能性大，建议手术治疗，患者拒绝手术治疗。曾服用来曲唑片治疗，2.5mg，每日1次。18天前无明显诱因既往右胸前区切口出现渗血渗液，伴腥臭异味，无明显疼痛，患者家属曾自行为其换药及切口包扎，上症未见缓解，渗血逐步加重，遂来诊。刻诊：乳腺呈菜花状，出血不止，有恶臭味，疲劳乏力，无恶寒发热，无恶心、呕吐。舌淡，苔白，脉沉细无力。

**六经辨证：**太阴病，阳虚寒凝，气虚下陷，气不摄血，癌毒内盛。

**拟方：**阳和汤合升陷汤加减。

**方药：**仙鹤草200g（另包先煎，煎汁煮药），熟地30g，炒芥子10g，麻黄6g，鹿角霜15g，连翘20g，蒸附片15g（先煎1小时），黄芪75g，升麻5g，北柴胡5g，桔梗10g，肿节风15g，茯苓45g，白术30g，白花蛇舌草30g，炒王不留行60g，艾叶炭10g，地榆炭10g。7剂，日1剂，水煎服。

＊ ＊ ＊

**二诊（11月29日）** 上症好转，出血已经明显减少，守上方7剂治疗。

【按语】该患者反复乳腺癌复发，皮肤溃烂不生新肉，可归属中医"阴疽"范畴。考虑为阳虚寒凝，气虚下陷，气不摄血，癌毒内盛所致，故选阳和汤合升陷汤并加大剂量仙鹤草为治法。

阳和汤出自《重楼玉钥》卷上，专治骨槽风，具有温阳补血、散寒通滞之功效。组成：大熟地（一两），鹿角胶（三钱，石碎，隔水炖，冲服），上肉桂（一钱），白芥子（二钱，炒研末），生甘草（一钱），姜炭（五分，即炮姜），麻黄（五分）。

本方用于阴疽，临床应用以漫肿无头，皮色不变，酸痛无热，舌淡，苔白，脉沉细或迟细为辨证要点。

---

案例 7

---

# 透过一例肺癌治疗，总结临床中运用经方的体会

患者，男，68岁，因"咳嗽气喘1个月"于2023年2月10日来诊。

患者1个月前无明显诱因出现咳嗽，咽干痒即咳，有痰，气喘，无胸痛，无心悸，1月30日至某医院就诊，查CT示：右肺上叶前段占位，考虑周围型肺癌；右肺下叶炎症；右侧胸腔少量积液。未予治疗，经人介绍来诊。刻诊：咳嗽，咽干痒即咳，痰白，无胸痛、气喘。舌淡红，苔白腻浊，脉弦细。

**六经辨证：**太阳太阴合病，外邪里饮，水饮上逆，痰湿阻滞，癌毒内侵。

**拟方：**苓甘五味姜辛汤、喉科六味汤、葶苈大枣泻肺汤、泽漆汤、升降散、三甲散加减。

**方药：**茯苓30g，干姜10g，姜半夏20g，五味子10g，细

辛 6g，炙甘草 10g，蝉蜕 6g，炒僵蚕 10g，射干 15g，泽漆 30g，葶苈子 30g（布包），大枣 30g，姜黄 10g，紫菀 15g，款冬花 15g，醋鳖甲 15g，醋龟甲 15g，土鳖虫 10g，黄芩片 10g，白英 30g。7 剂，日 1 剂，水煎服。

\* \* \*

**二诊（2 月 19 日）** 患者诉咳嗽，气喘减少，能够平卧，舌淡红，苔白腻，脉沉细。守上方加枳壳 15g、竹茹 15g。10 剂，日 1 剂，水煎服。

\* \* \*

**三诊（3 月 2 日）** 咳嗽气喘减少，痰白，无胸痛。舌淡红，苔白腻浊，脉弦细。

**方药：** 茯苓 30g，干姜 10g，姜半夏 20g，五味子 10g，细辛 6g，炙甘草 10g，蝉蜕 6g，炒僵蚕 10g，射干 15g，泽漆 30g，葶苈子 30g（布包），大枣 30g，海浮石 30g，姜黄 10g，醋鳖甲 15g，醋龟甲 15g，土鳖虫 10g，白英 30g，瓜蒌子 30g。14 剂，两日 1 剂，水煎服。

\* \* \*

**四诊（4 月 1 日）** 患者咳嗽气喘已经减轻，日常生活不受影响，纳可，能入睡。舌淡，苔白，脉沉细。

**方药：** 蒸附片 15g（先煎 1 小时），人参 20g（另炖），茯苓 30g，干姜 10g，白术 20g，细辛 6g，炙甘草 10g，蝉蜕 6g，炒僵蚕 10g，射干 15g，泽漆 30g，葶苈子 30g（布包），大枣 30g，海浮石 30g，姜黄 10g，醋鳖甲 15g，醋龟甲 15g，土鳖虫 10g，白英 30g，瓜蒌子 30g，酒大黄 6g。20 剂，两日 1 剂，水煎服。

＊ ＊ ＊

**五诊（5月24日）** 患者日常生活基本不受影响，复查肺部 CT，肿块缩小，守上方继续调理。

【按语】一诊患者咽痒咳嗽，提示太阳表不解，结于咽喉。咳嗽，痰白，胸腔积液，舌淡红，苔白腻浊，辨证为太阴病，痰湿，水饮，以苓甘五味姜辛汤为主方加减；二诊加入枳壳、竹茹化痰湿；三诊加瓜蒌子清热化痰通便；四诊加入酒大黄，推陈出新，化瘀滞。

患者经过治疗后，症状减轻，肿块缩小，生活能够自理。肺癌的治疗，中医也有自己的独特优势，在《伤寒论》《金匮要略》中都有关于肺癌的论述。

在治愈一例胃癌患者后，我汲取了治疗的经验，即升降思路。有位胃癌患者消化道出血，我也用了破格救心汤及升降散思路。治疗肺癌，早期咳嗽、气喘、胸腔积液，我常用葶苈大枣泻肺汤、射干麻黄汤、虚化小青龙汤解表温化水饮，泻肺平喘，同时固护中焦脾胃，如局部有热，也是中病即止。

在治疗肺癌时，《金匮要略·肺痿肺痈咳嗽上气病脉证治第七》中的泽漆汤不要忽略。"脉沉者，泽漆汤主之。"

泽漆汤组成：半夏（半升），紫参（一作紫菀）（五两），泽漆（三斤，以东流水五斗，煮取一斗五升），生姜（五两），白前（五两），甘草，黄芩，人参，桂枝（各三两）。

煎服法：上九味，㕮咀，内泽漆汁中煮取五升，温服五合，至夜尽。

泽漆汤方解：泽漆汤实际上是小柴胡汤的变方。小柴胡汤去柴胡、大枣，加桂枝、泽漆、白前、紫参，并以泽漆为君药。既然是小柴胡汤的变方，其病机仍不离少阳，如"少阳郁热、水气不利"，皆可使用泽漆汤。

泽漆是一味利水药，《神农本草经》言其治大腹水气、四肢面目浮肿。民间常用来治疗淋巴结结核，说明这种药对淋巴系统有很高的选择性。由于张仲景"脉沉者，泽漆汤主之"这一条论述得太简略，所以这个方剂没有受到应有的重视，就连泽漆这味药也不为中医所熟知。

泽漆，俗称五朵云、猫眼草，为大戟科植物泽漆的全草，生于山沟、路旁、荒野及湿地。我国除西藏外，各地均有分布。味辛、苦，性微寒。有行水消肿、化痰止咳、解毒杀虫之功。《神农本草经》谓其"主皮肤热，大腹水气，四肢面目浮肿，丈夫阴气不足"；《名医别录》谓其"利大小肠，明目轻身"；《医林纂要》谓其"泻肺降气，行水去热"。说明泽漆是一味泻肺降气行水而略具补性的药，至少也如《本草汇言》所言："主治功力与大戟同，较之大戟，泽漆稍和缓而不甚伤元气也。"现代药理研究证实，泽漆不仅有镇咳祛痰作用，而且有抗癌作用。临床上常有用泽漆治疗淋巴肉瘤和宫颈癌的报道。

对于正虚邪实的恶性肿瘤胸水来说，以泻肺降气、行水去热而见长的泽漆以高出桂枝正常用量的16倍（3两∶3斤），作为主药实在是千古妙用。泽漆常用治疗肺癌咳嗽，胸、腹水，能利水消肿，扶助正气，用量30~60g，长期服用未见不良反应，为治疗肺癌的专用药。

初用泽漆，是因为一个远房亲戚罹患肺癌，胸水，咳嗽，气喘，反复抽水，在医院也是等着生命终结了，家属问我有什么方法能治疗，尽量试试看吧，让我不要有什么心理负担。我在小青龙汤合五苓散基础上加泽漆并用到100g，患者咳嗽、胸水慢慢好转，症状减轻，能够入睡，后用六君汤、八珍汤等调理，其间一直服用泽漆，延长了生命，这是我第一次用泽漆治疗肺癌。

---
## 案例 8
---

# 小孩大便干结、便血 5 个月，怎么办

患儿，男，8 岁 3 个月，因"大便干结、便血 5 个月"于 2022 年 5 月 5 日来诊。

患儿 5 个月前出现大便干结难解、便血，口臭，能入睡，经过治疗后症状好转，但是反复发作。刻诊：便干，便血，口臭，能入睡，无腹痛，出汗多，恶风，盗汗。舌红，苔白厚腻，脉沉细。

**六经辨证**：太阳阳明太阴合病。

**拟方**：桂枝汤、保和丸。

**方药**：桂枝 10g，白芍 15g，大枣 6g，炙甘草 6g，陈皮 10g，姜半夏 10g，连翘 6g，净山楂 6g，建曲 10g，麦芽 10g，白术 20g，茯苓 10g。5 剂，日 1 剂，水煎服。

\* \* \*

**二诊（5 月 10 日）** 上症，大便干结好转，每天一次，汗出减轻。舌淡润，苔白，脉沉细。守上方，白术用量增至 30g，

加厚朴 10g。5 剂，日 1 剂，水煎服。

＊ ＊ ＊

**三诊（5月17日）** 上症，大便仍有干结。舌淡，舌尖红，苔腻，脉沉细。守 5 月 10 日方，加火麻仁 10g、当归 6g。5 剂，日 1 剂，水煎服。

＊ ＊ ＊

**四诊（5月24日）** 上症，大便干结明显好转，成形不硬，无便血，无恶风，汗出已经明显减轻，纳、寐可。舌淡，舌尖红，苔腻，脉沉细。守 5 月 17 日方，加杏仁 6g、桑叶 10g。7 剂，日 1 剂，水煎服。

患儿 3 个月后因为咳嗽再次来诊，反馈服用上药后大便每天 1 次，成形，不硬不烂。

【按语】临床上小孩便秘其实挺多见的，有些家长不太重视，不觉得便秘是很严重的疾病，患儿便秘时间久了，就容易发生肛裂出血。本案患儿辨证不难，有表证，恶风，自汗，盗汗，为太阳阳明合病，里热逼迫津液，卫外不固而自汗盗汗，舌红、苔腻，为食积，中焦不运，脾胃功能失常，升降失常，肺宣降功能异常，影响大肠传导功能致其紊乱。便秘，考虑为太阴便秘，所以重用生白术，加强大肠传导功能恢复，以润为主，症状得以一一改善。症状好转后，改变饮食结构是关键，作为父母应知防大于治。

## 案例 9

# 治疗一例儿童抽动症，柳暗花明又一村

患儿，男，5岁，因"不自主眨眼睛、不自觉挺胸、清嗓子1年，反复咳嗽3个月，加重1周"于2022年10月6日来诊。

患儿1年前出现不自主眨眼睛，不自觉挺胸、清嗓子，在当地诊断为抽动障碍，因西药治疗后症状缓解不明显。3个月前出现咳嗽、咳痰，服用各种药物治疗，效果不明显，反复发作。刻诊：咳嗽，夜卧时加重，痰难咳出，鼻塞流涕，打喷嚏，不自主眨眼睛，不自觉挺胸、清嗓子。舌淡胖，苔白腻，脉弦。

**六经辨证：**太阳太阴合病。

**拟方：**小青龙汤合三子养亲汤加减。

**方药：**桂枝 6g，燀苦杏仁 3g，炒白芍 3g，干姜 3g，细辛 3g，五味子 6g，姜半夏 3g，炙甘草 3g，苏子 3g，炒莱菔子 3g，炒芥子 3g，紫菀 3g，款冬花 3g，陈皮 6g。5剂，日1剂，水煎服。

＊　＊　＊

**二诊（10月15日）** 上症，咳嗽缓解，痰难咳出，鼻塞流涕，打喷嚏，不自主眨眼睛，不自觉挺胸、清嗓子，纳少，夜卧不安。舌淡胖，苔薄白，脉沉细。守上方，加生龙骨、生牡蛎各10g。5剂，日1剂，水煎服。

＊　＊　＊

**三诊（10月20日）** 上症，服药后症状较前减轻。10月19日受凉后咳嗽加重，时有喘息痰鸣，痰难咳出，鼻塞流涕，打喷嚏，不自主眨眼睛，不自觉挺胸、清嗓子，纳少，汗出，夜卧不安，大便正常。舌淡胖，舌尖红，苔薄白，脉沉细。

**六经辨证：**太阳太阴合病。

**拟方：**射干麻黄汤加减。

**方药：**射干6g，麻黄3g，生姜3g，细辛3g，姜半夏6g，五味子6g，紫菀6g，款冬花6g，茯苓10g，白术6g，陈皮6g，燀苦杏仁3g。3剂，日1剂，水煎服。

＊　＊　＊

**四诊（10月25日）** 服药后不自主眨眼睛，不自觉挺胸、清嗓子明显改善。现咳嗽夜甚，时有喘息，痰难咳出，鼻塞流涕，打喷嚏，夜卧不安，上半夜汗出，纳少，大便前硬后稀。舌淡胖，苔薄白，脉沉细。

**六经辨证：**太阳太阴合病。

**拟方：**小青龙汤合三子养亲汤加减。

**方药：**桂枝6g，燀苦杏仁3g，炒白芍3g，干姜3g，细辛3g，五味子6g，姜半夏3g，炙甘草3g，苏子6g，炒莱菔子

6g，炒芥子 3g，紫菀 6g，款冬花 6g，陈皮 6g，前胡 6g。3 剂，日 1 剂，水煎服。

\* \* \*

**五诊（10 月 30 日）** 药后不自主眨眼睛，不自觉挺胸、清嗓子明显改善。现咳嗽夜甚，时有气喘，痰难咳出，鼻塞流涕，打喷嚏，夜卧不安，上半夜汗出，纳少，大便前硬后稀。舌淡胖，舌尖红，苔厚微黄，脉沉细。守 10 月 25 日方，3 剂，日 1 剂，水煎服。

\* \* \*

**六诊（11 月 10 日）** 上症已经明显改善，不自主眨眼睛，不自觉挺胸、清嗓子的动作基本没有了，偶尔情绪变化时有反复。现晨起时咳嗽、气喘，有哮鸣音，鼻塞，无明显流涕，夜间汗出，大便干，寐可，纳少。舌淡暗、水滑，苔腻，脉沉细。继守 10 月 25 日方，去前胡，加茯苓 10g、白术 6g。3 剂，日 1 剂，水煎服。

患儿服用完中药后咳嗽、气喘已，后继续调理脾胃，先后予参苓白术散、六君子汤、理中汤等，咳嗽、气喘症状发作次数明显减少，最主要的是抽动症状未见再发。

【按语】一诊时患儿鼻塞流涕，打喷嚏，辨证为太阳病。咳嗽，夜卧加重，痰难咳出，不自主眨眼睛，不自觉挺胸、清嗓子，舌淡胖，苔白腻，辨证为太阴病，痰湿内蕴。选用小青龙汤合三子养亲汤治疗，加紫菀、款冬花润肺止咳、化痰通便，陈皮健脾化湿。

二诊时患儿咳嗽缓解，诉夜卧不安，加龙骨、牡蛎重镇安神，潜阳息风。

三诊时患者重感冒，喘息痰鸣，鼻塞流涕，汗出，纳少，舌淡胖，苔薄白，脉沉细，辨证为太阳太阴合病，外邪里饮，选方为射干麻黄汤加减。

四诊、五诊、六诊继续使用小青龙汤合三子养亲汤。

这段时间我在门诊治疗了比较多的小儿抽动症，整体临床效果比较好。抽动症作为近年来备受关注的一种儿童行为问题，其早期发现却不是件容易的事。大部分的抽动症患儿都是从一些微小的局部抽动或无意义发声开始的。抽动症的临床表现多样，分为运动性抽动和发声性抽动。临床上大部分患儿是以不自主眨眼、吸鼻子、耸肩等运动性抽动，或清嗓子、咳嗽、吐痰、打嗝等发声性抽动为首发症状。因此，如果孩子（尤其是5~10岁的学龄前、学龄期儿童）出现以上的"小动作"，却没有其他全身症状，家长就要小心抽动症了。当然，抽动症的症状不仅限于此，还有些复杂性抽动症患儿会出现模仿别人的语言、动作，说脏话，表情紧张，触碰他人等行为，这些都是需要家长注意的。

我在临床中治疗好的小儿抽动症，有从表论治的，有从肝论治的，也有从脾胃论治的，其中从脾胃论治的比较多。在临床中每个抽动症患儿症状表现不一，我看的比较多的主要表现为不自主眨眼、吸鼻子、耸肩、清嗓子、皱眉、摇头后仰、努嘴等。

—— 案例 10 ——

# 五苓散治疗发热 3 天案

患儿，男，5 岁，因"发热 3 天"于 2022 年 9 月 15 日来诊。

患儿家长诉患儿 3 天前出现发热，体温最高 38.5℃，经过治疗后体温下降，第二天又发热，经人介绍来诊。刻诊：发热 3 天，体温最高 38.5℃。无恶寒，稍恶热，乏力，纳呆，有恶心感，大便偏溏。第二天开始口渴，一直向家长讨水喝，小便频、短、黄。无鼻塞流涕，无咽痛咳嗽。舌淡红，苔白，脉滑。

**六经辨证：** 少阳阳明太阴合病。

**拟方：** 五苓散加减。

**方药：** 猪苓 12g，茯苓 12g，泽泻 15g，白术 12g，肉桂 4g（后下），制半夏 12g，生姜 3 片。2 剂，日 1 剂，水煎服。

嘱服药后喝一杯热水，注意保暖，让身体微微出汗。患儿下午服药后，身上微微出汗，流鼻涕，偶有喷嚏，不再口渴，小便恢复正常，体温一直保持在 37.7℃左右。晚上服第二顿药，并喝热水，身上一直微微出汗，夜间热退，早起诸症消失，唯水泻一次。

【按语】该患儿只有5岁，发热38.5℃，不怕冷，稍微有点怕热，乏力，纳呆，有恶心感，大便偏溏，有个突出的症状就是口渴，一直向家长讨水喝，另外小便频、短、黄比较明显，和发热前有不一样的地方。根据六经分析：怕热，口渴、小便黄，考虑阳明病；反复发热，纳呆、恶心考虑为少阳病；大便溏、小便黄，考虑为太阴病。选用五苓散加半夏、生姜，嘱药后喝一杯热水，注意保暖，让身体微微出汗。这是五苓散方后注的将息法，从这个将息法就可以看出五苓散是解表的，多饮热水，汗出而愈。

患儿服药后，身体微微出汗；另外出现流鼻涕、偶尔打喷嚏的情况，这是表邪出来了；不再口渴，小便恢复正常，这表明津液代谢恢复正常。第一次服药后体温降至37.7℃，到晚上第二次服药后，半夜热就退了。第二天起来诸症消失了，但是水泻一次。

五苓散这张方子和有些方子用起来是不一样的。有些方用下来是轻描淡写，没有一点副作用的，就像人们常说的，吃不好也吃不坏。但是五苓散就不一样，它有效，但也可能会给患者一些不好的印象，比方说吃了它可能会有水泻。我遇到过好几个患者，吃下去都会腹泻。虽然这个概率不算太高，但也要事先告知患者，让其有个心理准备，以避免纠纷。

服用五苓散还会出现一个问题：伤津！就是在利水逐饮的过程中会伤津，这从舌象可以表现出来，如舌干燥或少苔、舌红。

可见，五苓散不是一张吃不好也吃不坏的方子，而是一张作用很强大的方子，这一点需要提醒大家。

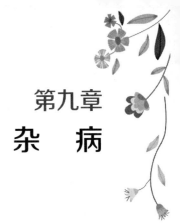

# 第九章
# 杂 病

—————— 案例 1 ——————

## 口苦就一定要从少阳论治吗?

患者,女,59 岁,因"口苦、恶心、呕吐半个月"于 2022 年 4 月 22 日来诊。

患者诉新冠疫情后出现口苦,恶心欲吐,纳可,在当地治疗,经过治疗后症状缓解不明显,寐差,大便干结。舌淡,苔黄腻,脉沉细。

**六经辨证:**厥阴病,寒热夹杂,胆胃不降,胆胃上逆,痰浊郁滞。

**拟方:**柴胡桂枝干姜汤、柴芩温胆汤。

**方药:**北柴胡 15g,黄芩片 10g,天花粉 12g,桂枝 10g,牡蛎 30g(先煎 1 小时),干姜 6g,炙甘草 6g,枳壳 15g,竹茹 15g,陈皮 20g,茯苓 20g,佩兰 15g,广藿香 15g,白术

2g。5 剂，日 1 剂，水煎服。

＊ ＊ ＊

**二诊（4月28日）** 上症口苦已经明显减轻，无恶心、呕吐，自觉咽喉不适，有东西堵塞。舌淡，苔黄腻，脉沉细。

**拟方：**柴芩温胆汤、半夏厚朴汤。

**方药：**北柴胡 15g，黄芩 10g，枳壳 10g，竹茹 12g，陈皮 15g，茯苓 20g，佩兰 15g，广藿香 15g，姜半夏 20g，苏梗 15g，苏子 10g，连翘 15g，蒲公英 20g，桔梗 10g。5 剂，日 1 剂，水煎服。

5 月 8 日上症已。

**【按语】**本案患者的口苦为厥阴病，有上热下寒表现，所以我选择了柴胡桂枝干姜汤；又有胆胃不降，痰湿郁滞，故合柴芩温胆汤。

当出现半表半里证的时候，要辨证出阴证、阳证。半表半里阳证在经方医学体系里为少阳病，半表半里阴证在经方医学体系里为厥阴病。

从哪里辨别阴阳呢？一句话即可讲清楚：脉有力为阳证，脉无力为阴证。表里易判，表里邪有出路；而半表半里，由于邪无出路，只能用和解的方法。

少阳证属于半表半里阳证，邪无出路；厥阴病属于半表半里的阴证，下焦的虚寒，邪更无出路，水饮郁而化热，形成上热下寒的格局，这是厥阴病的本质。从病位的角度来说，厥阴病还是属于半表半里。

林佳明经方实践录（第 2 辑）

# 乌梅丸治疗反复舌痛20年案

患者，女，80岁，因"反复舌痛20年"于2022年9月27日来诊。

患者20年前无明显诱因出现进食辛辣食物、受凉后舌痛，就诊于当地医院，予口服药物治疗后症状稍改善，但反复发作，现为求中医治疗，故来诊。刻诊：进食辛辣食物、受凉后舌痛，怕冷，咳痰，汗出，口苦，纳少，大便干，3日未解，夜尿5~6次，寐差。舌红、前中部有裂纹，苔白，脉沉细。

**六经辨证**：厥阴病，上热下寒，寒热夹杂。

**拟方**：乌梅丸加减。

**方药**：乌梅30g，蒸附片10g（先煎1小时），干姜6g，细辛3g，花椒3g，当归10g，肉桂6g，黄连片10g，黄柏6g，党参10g，茯苓15g，白术60g。3剂，日1剂，水煎服。

\* \* \*

**二诊（9月30日）** 服药后舌痛减轻，咳嗽，痰黏难出，怕冷，汗出，自觉呼气热，后背痛，双膝酸痛乏力，时有头晕，口干、口苦，睡眠差，夜尿4~5次，大便成形，每日1次。舌红、前中部有裂纹，苔白，脉沉细。守上方，增加乌梅剂量至50g。7剂，日1剂，水煎服。

后患者未再来诊，微信随访，反馈舌痛已经明显减轻，大便每日1次。

2个月后再次微信随访，反馈舌痛未再发。

**【按语】** 患者进食辛辣食物、受凉后舌痛，说明了患者此病为寒热错杂所致；怕冷，咳痰，纳少，夜尿5~6次，苔白，脉沉细，考虑为太阴病下焦虚寒；大便干，3日未解，口苦，舌红，有热证的表现，辨证为厥阴病。选用乌梅丸加减治疗，加入茯苓、白术健脾利湿化痰，同时大剂量的白术还可以通便。

二诊时症状减轻，有口干、口苦，自觉呼气热，加大乌梅的剂量，增强敛降相火、生津止渴的功效。

患者以舌痛为主症，翻开这类患者的病历，治疗都是以清热解毒为主，反复服用这些药物后便秘，又用大黄攻下，结果还是便秘难解。这类患者，我们选择乌梅丸，上热下寒，寒热并用，取得了比较好的效果。关键是上热与下寒药物之间剂量的把握，这个是比较难的。

---
## 案例 3
---

# 治疗反复扁桃体化脓伴高热抽搐案

患儿，男，5岁半，因"反复扁桃体化脓伴发热10天，加重1天"于2022年6月1日来诊。

患儿10天前高热引起惊厥抽搐，住院治疗后症状缓解出院。昨日发热38.9℃，服用西药后热退；下午5点又发热，服药后热退。今早体温39.0℃。既往有遗尿史。刻诊：体温39.0℃，扁桃体Ⅱ度肿大，咽痛，乏力，无鼻塞流涕，无咳嗽，无口干、口苦，平素易感冒，纳、寐可，大便稀。舌尖红，苔白腻，双脉弦细数。

**六经辨证：**少阳阳明合病夹食积。

**拟方：**小柴胡汤加石膏、升降散、保和丸加减。

**方药：**北柴胡15g，黄芩10g，党参6g，姜半夏10g，大枣6g，炙甘草6g，生石膏45g，大黄3g，炒僵蚕6g，蝉蜕6g，连翘6g，陈皮6g，建曲10g，净山楂10g，麦芽10g，茯苓10g，白术10g。2剂，日1剂，水煎服。

\* \* \*

**二诊（6月3日）** 上症，退热后无反复，咽喉已不痛，食欲增，精神好转。刻下：嗓子哑，扁桃体仍红肿，有脓点。昨日无大便，平素易出汗。舌淡、尖红，苔白腻，双脉弦细数。

**六经辨证：** 少阳阳明太阴合病，夹食积。

**拟方：** 小柴胡汤加石膏、升降散、保和丸加减。

**方药：** 北柴胡15g，黄芩片10g，党参6g，姜半夏10g，大枣6g，炙甘草6g，生石膏30g，炒僵蚕6g，蝉蜕6g，连翘6g，陈皮6g，建曲10g，净山楂10g，麦芽10g，茯苓10g，白术10g，白芍10g，桔梗6g、前胡10g，木蝴蝶3g。7剂，日1剂，水煎服。

\* \* \*

**三诊（6月13日）** 上症已，服药后再无发热，遗尿缓解，晨起偶有咳嗽。舌淡、尖红，苔白腻，双脉弦细数。守上方，去石膏，桔梗减至3g。7剂，日1剂，水煎服。

8月4日，患儿家属来诊，诉上症已。

**【按语】** 患者反复发热，化脓性扁桃体炎，高热惊厥抽搐，无明显表证，考虑少阳阳明合病夹食积，首诊以小柴胡汤加石膏、升降散、保和丸加减，2剂后体温恢复正常。

二诊时患者体温已降，嗓子哑，扁桃体仍红肿，有脓点，舌淡、尖红，苔白腻，考虑少阳阳明太阴合病，守上方去大黄。

三诊患儿诸症好转，晨起偶有咳嗽，舌淡、尖红，苔白腻，双脉弦细数，去石膏，继续守方治疗。

整个过程主要以少阳为抓手，注重兼证的处理，治疗中时刻顾护中焦，防止扁桃体反复化脓高热而抽搐惊厥。

---

## 案例 4

# 治疗带状疱疹后遗神经痛 5 个月案

患者，男，68 岁，因"右侧胸胁部疼痛 5 个月"于 2022 年 10 月 12 日来诊。

患者 5 个月前出现右侧胸胁部带状疱疹，经治疗后带状疱疹好转，但出现右侧胸胁部疼痛。4 个月前于泉州市某医院行胸椎手术治疗，现感双下肢麻木、乏力。刻诊：右侧胸胁部疼痛，双下肢麻木、乏力，纳可，眠差，大便烂，2 天一次。舌胖大，苔黄厚腻，脉弦滑有力。

**六经辨证**：阳明太阴合病，湿热蕴结于三焦。

**拟方**：三仁汤合升陷汤加减。

**方药**：薏苡仁 30g，燀苦杏仁 10g，肉豆蔻 10g，清半夏 20g，制厚朴 20g，滑石粉 20g（布包），陈皮 15g，枳壳 15g，竹茹 10g，黄芪 60g，知母 30g，桔梗 10g，升麻 6g，牛膝 30g，麸炒苍术 30g，黄柏 10g。7 剂，日 1 剂，水煎服。

\* \* \*

**二诊**（11月2日） 服药后右侧胸胁部疼痛及双下肢麻木、乏力稍改善。眠差，纳可，小便正常，大便时烂，1~2天一次。舌胖大，苔白厚腻，脉弦细。

**六经辨证：**太阴病。

**拟方：**四逆汤、真武汤合升陷汤加减。

**方药：**蒸附片15g（先煎1小时），干姜15g，炙甘草15g，茯苓45g，白术30g，炒白芍30g，黄芪30g，升麻5g，北柴胡5g，桔梗10g，党参20g，瓜蒌子30g，红花6g，葛根60g。10剂，日1剂，水煎服。

\* \* \*

**三诊**（11月14日） 服药后症状缓解，右侧胸胁部疼痛已经明显减轻，乏力好转。舌胖大，苔白厚腻，脉弦细。

**六经辨证：**太阴病。

**拟方：**四逆汤、真武汤、升陷汤、升降散、止痉散、瓜蒌红花汤加减。

**方药：**蒸附片15g（先煎1小时），干姜15g，炙甘草15g，茯苓45g，白术30g，炒白芍30g，黄芪30g，升麻5g，北柴胡5g，桔梗10g，党参20g，瓜蒌子30g，红花6g，葛根60g，僵蚕10g，蝉蜕10g，片姜黄10g，酒大黄6g，全蝎6g，蜈蚣6g。10剂，两天1剂，水煎服。

后因患者在外地，一直未来复诊，在与其子微信交流中得知近一年其疼痛已经基本不影响生活。

**【按语】**首诊时，患者右侧胸胁部疼痛，苔黄厚腻，考虑为阳明病；双下肢麻木、乏力，考虑为血痹，气血不通。大便烂，2天一次，舌胖大，考虑为太阴病。但是患者舌苔黄厚腻，遇到这种舌苔的患者，结合脉象弦滑有力，我往往会往温病的方向考虑，湿热蕴结三焦，因此选择三仁汤为主方。同时因患者术后肢体乏力、麻木，考虑还是气血不足，血脉不通，故合升陷汤益气升陷。

我在临床中运用三仁汤的体会：湿温初起，邪留气分，湿胜热微，头痛恶寒，身重疼痛，面色淡黄，胸闷不饥，午后身热，舌白不渴，脉弦细而濡者，宜用本方。

二诊时，患者症状改善不明显，考虑术后损伤阳气，元阳不足，故拟四逆汤回阳救逆；结合舌胖大，考虑阳虚水泛，拟真武汤加减；患者仍乏力，继续予升陷汤益气升陷。

三诊时，患者症状明显好转，考虑带状疱疹后神经痛，于二诊原方基础上加止痉散祛风镇痛，合升降散升清降浊。

## 案例 5

# 四逆散合陈平汤治疗耳鸣 6 年案

患者，男，45 岁，因"耳鸣 6 年"于 2022 年 9 月 2 日来诊。

患者 6 年前出现耳鸣，开始没注意，后逐渐加重，反复经中西医治疗，症状反而更加严重，经人介绍来诊。刻诊：两耳耳鸣，鸣声如蝉，夜间、安静环境下耳鸣更严重，难入睡，烦躁易怒，口干，无口苦，无鼻塞流涕，纳可，大便正常。舌胖大，舌尖红、边有齿痕，苔白腻，脉弦细。

**六经辨证：**少阳阳明太阴合病，水饮上逆。

**拟方：**大柴胡汤合苓桂术甘汤。

**方药：**北柴胡 20g，黄芩片 10g，炒白芍 15g，清半夏 30g，枳实 15g，大枣 10g，大黄 3g（后下），茯苓 75g，桂枝 15g，白术 20g，石菖蒲 30g，蜜远志 15g，炙甘草 10g，生姜 3 片（自备）。4 剂，日 1 剂，水煎服。

\* \* \*

**二诊（9 月 7 日）** 仍耳鸣，鸣声如蝉，夜间、安静环境下耳鸣更严重。有困意，因耳鸣导致夜间难入睡，白天神疲乏力，烦躁易怒，手足心汗出，烦躁时躯体汗出，夜间潮热汗出，咽干、异物感，白痰量多，无口苦，无鼻塞流涕，纳可，大便正常。舌胖淡，舌尖红、中凹陷、边有齿痕，苔白腻，脉沉细。

**六经辨证：**少阳太阴合病。

**拟方：**四逆散合陈平汤加减。

**方药：**北柴胡 15g，炒白芍 15g，枳壳 15g，清半夏 30g，茯苓 75g，石菖蒲 30g，蜜远志 15g，炙甘草 10g，陈皮 15g，生龙骨 60g，生牡蛎 60g。4 剂，日 1 剂，水煎服。

* * *

**三诊（9 月 26 日）** 服药后耳鸣大为减轻，烦躁易怒明显改善。现胸闷 1 周，疲劳时加重，气短，无胸痛，无反酸。舌胖淡、中凹陷、边有齿痕，苔白腻，脉沉细。守 9 月 7 日方，加瓜蒌子 15g、薤白 30g。3 剂，日 1 剂，水煎服。

结果：患者服药后，耳鸣已基本不影响生活，能入睡，胸闷已。

**【按语】**患者耳鸣，舌胖大，边有齿痕，苔白腻，考虑为太阴病，水饮冲饮，整体辨证为少阳阳明太阴合病。大便正常，没有明显的腹满、腹胀痛，反复治疗，失眠、耳鸣形成了恶性循环，心情烦躁易怒，为了让邪有出路，我用了少量大黄（3 克），不为泻下，只为清下里热。

二诊时患者仍耳鸣，烦躁易怒，咽干，辨证为少阳病；白天神疲乏力，手足心汗出，烦躁时躯体汗出，夜间潮热汗出，白痰量多，舌胖淡，舌尖红、中凹陷、边有齿痕，苔白腻，脉沉细，辨证为太阴病，用四逆散合陈平汤加减。大剂量茯苓可以养心止汗，药效虽缓，但作用持久。生龙骨和生牡蛎平肝潜阳，重镇安神。

三诊患者症状改善，出现胸闷气短，苔白腻，考虑痰湿阻滞胸阳，守方加瓜蒌子、薤白化痰除湿，宣通心阳，用到了瓜蒌薤白半夏汤。

苓桂术甘汤是我在临床中治疗耳鸣水饮上逆常用的一首方，耳鸣是一种常见病，慢性耳鸣治疗颇有难度。苓桂术甘汤这首方就是在桂枝甘草汤基础上加了茯苓、白术。桂枝甘草汤解表，茯苓、白术通利小便。

《金匮要略·痰饮咳嗽病脉证并治第十二》曰："心下有痰饮，胸胁支满，目眩，苓桂术甘汤主之。……上四味，以水六升，煮取三升，分温三服，小便则利。"

该条文后面的这句话需要关注，"小便则利"，说明这首方子能够起到通利小便的作用。

《伤寒论》第67条："伤寒若吐若下后，心下逆满，气上冲胸，起则头眩，脉沉紧，发汗则动经，身为振振摇者，茯苓桂枝白术甘草汤主之。"

茯苓桂枝白术甘草汤组成：茯苓（四两），桂枝（去皮，三两），白术（二两），甘草（炙，二两）。上四味，以水六升，煮取三升，去滓，分温三服。

苓桂术甘汤重用茯苓四两为君。

《神农本草经》言茯苓"味甘平。主胸胁逆气，忧恚惊恐，心下结痛，寒热烦满咳逆，口焦舌干，利小便。久服安魂养神，不饥，延年"。茯苓我最常用于治疗恐悸，即水饮上逆引起的惊悸，效果很好，不过我用的剂量比较大，茯苓药食同源，可以放心运用。我平时用45克、75克、90克。《神农本草经》言白术"味苦温。主风寒湿痹、死肌、痉、疸，止汗，除热，消食，作煎饵。久服轻身，延年，不饥"。白术与茯苓合用可起到利水通利小便的作用。生白术大剂量（45~90克）用于治疗太阴病便干、便结、便秘，对于便秘一定要分阴阳。

所以苓桂术甘汤证在经方体系里属于太阳太阴合病，也称为外邪里饮。

陈平汤是我在学习邢斌老师的著作时记录下来的，用来治疗失眠、眩晕效果比较好，由二陈汤、平胃散组成。治疗不寐，半夏有良效，但必须大剂量。半夏常用30g，甚则60g，个别病例用至100g（因一般药店配不到生半夏，故所用均为制半夏）。茯苓利湿安神，亦为要药，常用60g，甚则100g。具体组成：制半夏30~60g（甚则80~100g），茯苓90~100g，陈皮6g，苍术30~60g，厚朴9g，甘草6g，石菖蒲30g，远志9g。此方用于痰湿内蕴不寐多有佳效。我常用于治疗痰湿水饮明显的失眠、头痛、眩晕，效果不错。

## 案例 6

# 从表阴证论治一则 6 年梅核气案

患者，女，57 岁，因"咽喉异物感 6 年"于 2021 年 12 月 14 日来诊。

患者 6 年前出现咽喉异物感，自觉有东西堵塞在气道，未予治疗。刻诊：咽喉异物感，颈后部不适，怕风怕冷，汗出，纳可，大便正常，能入睡。舌胖大，苔白，脉沉细。

**六经辨证：**少阴太阴合病，水饮上逆，痰饮内停。

**拟方：**桂枝加附子、茯苓白术汤合半夏厚朴汤加减。

**方药：**炒附片 15g（先煎 1 小时），桂枝 10g，白芍 10g，大枣 10g，炙甘草 10g，姜半夏 15g，制厚朴 10g，苏梗 10g，茯苓 30g，白术 20g，葛根 60g，生姜 3 片（自备）。4 剂，日 1 剂，水煎服。

\* \* \*

**二诊（12 月 18 日）** 咽喉异物感减轻，颈后部不适减轻，怕风怕冷减轻，汗出，口苦。舌淡红，苔白腻，脉沉细。守上方，调整剂量。

**方药：** 蒸附片 15g（先煎 1 小时），桂枝 15g，白芍 20g，大枣 10g，炙甘草 10g，姜半夏 15g，制厚朴 10g，苏梗 10g，茯苓 30g，白术 20g，葛根 75g，生姜 3 片（自备）。4 剂，日 1 剂，水煎服。

患者服完 4 剂药后，诉前述症状消失，6 年的病症得愈。

**【按语】** 患者非常典型的症状就是咽喉异物感，这很容易让人联想到"梅核气"。《金匮要略·妇人杂病脉证并治第二十二》曰："妇人咽中如有炙脔，半夏厚朴汤主之。"梅核气是临床中常见一种病症，男女均可见，多与情绪有关。情志不畅，气机郁滞，气停则水停，久聚成痰，痰气交阻，结于咽喉，导致咽喉异物感，选方半夏厚朴汤加减。但是治愈一个患者，我们不能只看到运用半夏厚朴汤可以治疗梅核气，要从患者整体的角度去思考及辨证。就如在调治皮肤病的时候，不能只看到皮疹，也要考虑整体与局部皮损的关系。

本案患者一诊中还出现了颈后部不适，怕风怕冷，汗出，此为表证，具体是表阴还是表阳呢？看脉，脉沉细，故为表阴证。

患者阳气虚衰，卫阳不固，故怕风怕冷，汗出；阳虚不能温煦，阴津不能滋养，筋脉不得所养，故颈后部不适。患者咽喉异物感也可以考虑为阳气不足，水液运化失司，致有停饮。水饮阻滞，气机不畅，气机升降失常，水饮上冲，停于咽喉，此为太阴病；舌胖大，苔白，考虑为内有停饮。辨证为少阴太阴合病夹饮，表里同治，故予桂枝加附子、茯苓白术汤合半夏厚朴汤加减。

方中炒附片温补阳气，振兴沉衰；桂枝汤调和营卫，祛风解肌，和中补津，有利于解表之邪。半夏厚朴汤中以苏梗代替苏叶加强了行气化痰散结的作用，加入白术与茯苓相配，健脾利水化饮，加入葛根以缓解颈后不适。

二诊时患者大部分症状较前已减轻，但出现了口苦，没有出现口干、胸胁不适、纳差等症状，少阳证不明显，可以先不予考虑，继续按照原方加减，加大桂枝、白芍的用量以解肌发表，葛根更是用到了75g以升阳解肌舒筋。后反馈症状已无。

诊疗时不单要看到治疗梅核气用半夏厚朴汤，还要从整体的角度去思考，整体辨证，有是证，用是方。

———— 案例 7 ————

# 经方治疗咽痛 10 小时案

患者，女，33 岁，孕 19 周，因"咽痛 10 小时"于 2022 年 12 月 10 日来诊。

患者 10 小时前出现咽痛，无鼻塞流涕，无声音嘶哑。刻诊：咽痛、咽干，咽红，体温 37.6℃，无鼻塞流涕、头痛，有少许痰，痰黄白相间，无口干，纳差，大便正常，无汗。舌淡，苔白，脉弦滑、弦细。

**六经辨证：**少阳阳明合病。

**拟方：**小柴胡汤合排脓散加减。

**方药：**北柴胡 15g，黄芩 12g，党参 10g，姜半夏 10g，甘草片 10g，桔梗 10g，生石膏 45g，细辛 6g，木蝴蝶 6g。3 剂，日 1 剂，水煎服。

\* \* \*

**二诊（12 月 13 日）** 咽痛已，无发热，咽干，口干欲饮温水，咳嗽有黄痰，纳可，无流涕。舌红，苔薄黄，脉弦细。

**六经辨证：** 阳明太阴合病。

**拟方：** 苓甘五味姜辛汤加减。

**方药：** 茯苓15g，干姜6g，细辛6g，五味子10g，姜半夏20g，桔梗10g，苏子10g，制厚朴10g，生石膏45g。3剂，日1剂，水煎服。

12月22日微信随访，已不咳，无咽痛，纳、寐可，二便调。

【按语】一诊时患者咽干、纳差、咳少许痰，痰黄白相间，脉弦，考虑为少阳病；咽痛、咽红，考虑为阳明病。

患者发热，无鼻塞流涕、头痛，有咽干、咽红、咽痛、纳差、痰黄白相间，说明邪已传入少阳、阳明，表证不明显，因邪已由表入半表半里（少阳）。

邪郁滞在半表半里，既不能出表，也不能入里，郁久就会化热，往有孔窍（咽部）的地方窜动，欲往外出。邪郁化热就会灼伤津液，故咽痛、咽干、咽红，痰黄白相间，脉弦。

邪由表入半表半里，正邪交争就会更加剧烈，故发热；外邪郁热犯胃，故纳差；舌淡，苔白，咽干，说明尚未形成阳明中胃家实这种情况。外邪犯肺，肺失宣降，故咳少许痰。患者本身是孕妇，此时的脉滑要辨清楚是孕脉还是水饮，但从症状来看水饮不太明显。用小柴胡汤加石膏和解少阳、清阳明热；柴胡、黄芩清少阳之热；半夏散结消痞；党参、甘草益胃气，生津液，和营卫，既扶正以助祛邪，又实里而防邪入；生石膏清热生津；桔梗、木蝴蝶清肺利咽，疏肝和胃；细辛辛香走窜，宣泄郁滞，通利九窍。

　　二诊患者症状改变，咽干，舌红，苔黄，辨证为阳明病；口干欲饮温水、咳嗽咳痰，辨证为太阴病。患者因寒饮内停于里，郁久化热，故咽干、口干欲饮温水，舌红，苔薄黄，脉弦；加上寒饮犯肺，肺失宣降，气机宣降失常，肺气上逆，故咳嗽、咳黄痰。用苓甘五味姜辛夏汤温化水饮；半夏厚朴汤行气散结，降逆止咳化痰；生石膏清热；桔梗宣肺利咽、祛痰排脓。

## 案例 8

# 带状疱疹 3 天，中药内服加外用而愈

患者，男，70岁，因"头痛3天"于2022年10月12日来诊。

患者自诉3天前无明显诱因出现头痛，以头顶部刺痛为主，伴鼻子呼气有潮热感。自服感冒颗粒，头顶部刺痛减轻，但两侧太阳穴有胀痛感。既往有高血压病1年，血压最高时达180/90mmHg，自服缬沙坦片、硝苯地平缓释片及卡托普利片治疗，血压控制不详。查体：体温36.5℃，脉搏75次/分，呼吸18次/分，血压130/80mmHg。刻诊：两侧太阳穴刺痛，呼气有潮热感，无发热恶寒，无鼻塞流涕，无呕吐，神志清，左侧后颈部有一处疱疹，面积约2cm×3cm，已破溃，疱疹部红痒甚，口干，纳、寐可，大便2~3天一次，小便黄。舌红，苔黄，脉弦。

**六经辨证**：少阳阳明合病，肝胆湿热。

**拟方**：龙胆泻肝汤加减。

**方药**：龙胆草 10g，黄芩 15g，柴胡 10g，栀子 12g，泽泻 15g，大青叶 20g，红花 6g，生地 15g，当归 15g，泽泻 15g，赤芍 20g，板蓝根 30g，桑叶 10g，菊花 10g，全瓜蒌 30g。3 剂，日 1 剂，水煎服。

此后以此方加减，7 剂，恢复良好，未留下后遗症。

【**按语**】患者以头痛为主症，忽略了带状疱疹所引起的头痛，当时带状疱疹并不明显，面积也不大，是第二天才大面积起来的。

患者两侧太阳穴胀痛，口干，小便黄，大便干，同时舌、脉表现出一派肝胆湿热之象，六经辨证则属于少阳阳明合病。

根据六经辨证，治疗带状疱疹，小柴胡汤、四逆散、麻黄细辛附子汤、真武汤、芍药甘草汤、桂枝茯苓丸、黄芪桂枝五物汤、瓜蒌甘草红花汤、柴胡桂枝干姜汤、当归芍药散、升麻鳖甲汤等均有机会运用。

我们常结合火针来治疗，取得了比较好的效果。在治疗过程中，可以加用内服的瓜蒌甘草红花汤。

瓜蒌甘草红花汤首见于明代名医孙一奎的《医旨绪余》。

组成：大瓜蒌一枚，重一、二两，连皮捣烂，加甘草二钱，红花五分。

功效：行气活血，化瘀止痛。

瓜蒌味甘、性寒，不但能清化热痰、通腑开结，而且能"疏肝郁、润肝燥、平肝逆、缓肝急"，对肝经郁火很有效；甘草和中缓急，能够防止泄利太过而伤正；少量红花化瘀通络。

同时可外用二味拔毒散。二味拔毒散出自《医宗金鉴》，用白矾、雄黄各等份，研磨为细，凉水调匀，敷患处，一天数次。也可以用密陀僧研磨成极细粉末，用香油调敷患处，加少许冰片。宋柏杉老师治疗带状疱疹，用雄黄25克，加大蜈蚣两条，捣碎装瓶，用矿泉水调，用棉签涂擦患处。